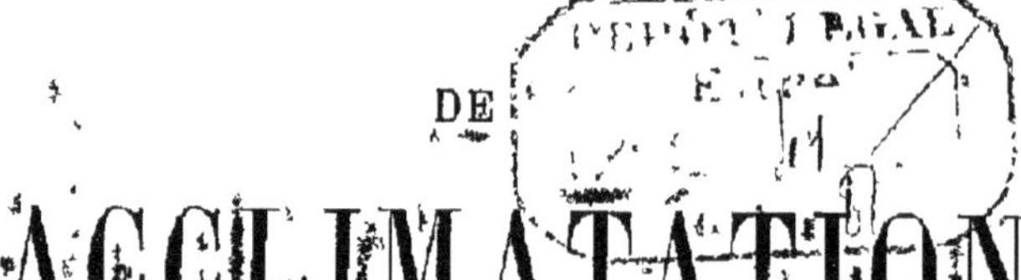

DE L'ACCLIMATATION DES EUROPÉENS DANS LES PAYS CHAUDS

PAR

LE Dr G. TREILLE
MÉDECIN PRINCIPAL DE LA MARINE.
DIRECTEUR DE LA RÉDACTION DES ARCHIVES DE MÉDECINE NAVALE
MEMBRE DU CONSEIL SUPÉRIEUR DE SANTÉ DE LA MARINE

PARIS
OCTAVE DOIN, ÉDITEUR
8, PLACE DE L'ODÉON, 8

1888

DE

L'ACCLIMATATION

DES

EUROPÉENS

DANS LES PAYS CHAUDS

DE

L'ACCLIMATATION

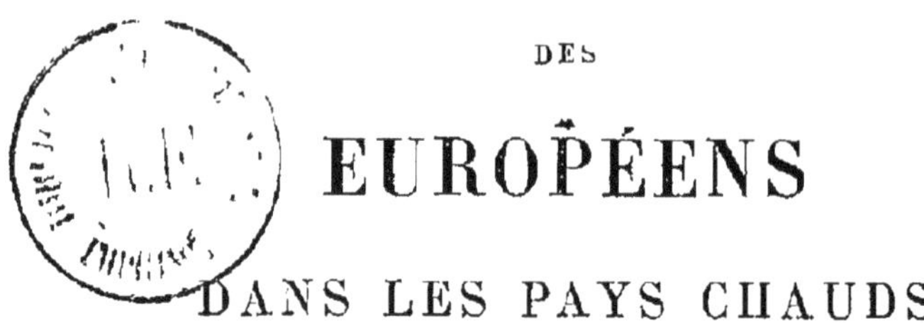

DES

EUROPÉENS

DANS LES PAYS CHAUDS

PAR

LE Dr G. TREILLE

MÉDECIN PRINCIPAL DE LA MARINE
DIRECTEUR DE LA RÉDACTION DES ARCHIVES DE MÉDECINE NAVALE
MEMBRE DU CONSEIL SUPÉRIEUR DE SANTÉ DE LA MARINE

PARIS
OCTAVE DOIN, ÉDITEUR
8, PLACE DE L'ODÉON, 8

1888

PRÉFACE

Au mois de janvier 1887, le comité d'organisation du VIe congrès international d'hygiène et de démographie qui devait se tenir, en septembre, à Vienne, me fit l'honneur de me demander un rapport sur l'acclimatation. Ce travail ne devait pas, autant que possible, excéder l'étendue de trente pages de format in-8°. On comprendra qu'il ne pouvait s'agir, dans ces limites étroites, de l'acclimatation en général. J'acceptai donc la tâche qui m'était offerte, mais en me bornant à la seule étude de l'acclimatation des Européens aux pays chauds. Même ramené à ces proportions, ce travail n'en restait pas moins difficile, si les bornes primitivement assignéces ne pouvaient être franchies. Heureusement on voulut bien, à Vienne, être plus large que le règlement, et je pus donner à mon mémoire, non pas l'ampleur que j'eusse désirée, mais l'étendue que j'estimais indispensable.

Il est vrai que mes idées en matière d'acclimatation aux pays chauds me facilitaient, dans une certaine mesure, la limitation du sujet. Je considère, en effet, l'acclimatation, comme étant l'effort développé par l'organisme humain pour s'adapter au milieu cosmique, d'après les lois purement physiques et permanentes; et je ne me crois pas fondé à y mêler l'intervention de faits contingents et accidentels, comme les maladies endémiques.

La zone intertropicale est caractérisée par l'élévation de la température de l'air et par l'accroissement de la vapeur d'eau : voilà les deux éléments permanents qui agissent sur l'Européen. C'est leur action qu'il faut comprendre, c'est la réaction de l'homme qu'il faut suivre dans son développement, pour se rendre compte du travail physiologique qui constitue, à proprement parler, l'acclimatation.

Ainsi comprise, cette étude se résout en un thème de physiologie. Elle n'a plus pour sujet que la nature primitive, dans sa force et sa virginité. L'analyse physique des forces immanentes de l'atmosphère, voilà son objet! Dès qu'il les connaît, le physiologiste en apprécie le jeu sur l'organisme humain ; il en mesure les variations, il en suit les métamorphoses, pour en conjurer ou utiliser les conséquences, suivant les vicissitudes et les besoins de la vie. Problème difficile d'ailleurs, et suffisamment vaste!

L'acclimatation, en effet, même envisagée dans ces termes, n'apparaît pas comme devant être aisément acquise par l'Européen dans les régions équatoriales. Le conflit physiologique qui se produit dans les diverses fonctions de l'organisme en est la preuve. Est-elle impossible? voilà ce qu'il faut rechercher. Pour ma part, je ne saurais le croire, en présence des quelques faits favorables que nous connaissons.

Pour juger avec impartialité dans cette grave question, il est nécessaire, avant tout, d'écarter du raisonnement tout ce qui paraît entraver l'établissement des Européens entre les tropiques, par le fait des maladies endémiques. Peut-on, en effet, soutenir raisonnablement que ces maladies s'opposent à l'acclimatation? Il serait plus juste de dire qu'elles peuvent nuire à l'établissement des colons, que, par leur constitution épidémique, elles font obstacle à leurs entreprises, en les menaçant dans leur sécurité et dans leur existence même. En d'autres termes les endémo-épidémies des pays chauds sont des dangers éventuels, graves assurément, mais elles n'ont pas avec les phénomènes de l'acclimatation des rapports fondamentaux. La fièvre jaune et le choléra asiatique ont des berceaux limités à une partie relativement étroite de la zone intertropicale ; or, la plus grande superficie de cette zone ignore ces fléaux ; et cependant les conditions générales du climat demeurent sensiblement les mêmes !

C'est qu'en vérité ces maladies sont liées à l'état hygiénique du milieu social où elles sévissent, et ne reçoivent du climat que la puissance d'extension qui les rend si redoutables. Ni la fièvre jaune, ni le choléra ne sont fonctions *essentielles* du climat intertropical. Elles dépendent, avant tout, des conditions d'un milieu spécial et localisé ; elles procèdent, l'une et l'autre, d'un germe que l'on s'est très peu efforcé, jusqu'ici, de stériliser sur place et qui, latent par périodes et diminué dans sa virulence, renaît sous la triple influence d'un sol traditionnellement souillé, d'une certaine aptitude démographique, et d'accidents météorologiques.

Quoi qu'il en puise être, elles laissent tout entier le problème de l'acclimatation des Européens aux pays chauds. Il est au-dessus et en dehors d'elle. Je repousse toute confusion entre cette question et ce qui peut s'appeler la résistance aux maladies. Tel qui est parfaitement acclimaté, termine au bout de quelques années sa carrière dans une épidémie qui passe ; tel autre est emporté dès le début de son séjour au pays chauds, avant même d'avoir ressenti les premiers effets de l'acclimatation.

A mon avis, les difficultés de cette épreuve physiologique et les dangers qui résultent des maladies, se compliquent mutuellement sans pouvoir être confondues ensemble.

Mais, par contre, je crois fermement que les impressions climatériques, par les perturbations qu'elles apportent aux principales fonctions de l'organisme, placent l'Européen en imminence morbide.

Je crois aux maladies climatériques, je crois à leur transformation, à leur aggravation. J'adopte, à cet égard, les idées étiologiques que nombre de médecins de la marine française ont depuis longtemps déjà mises en avant, et que Corre, en particulier, a si fortement exprimées dans le beau livre qu'il vient de publier sur les maladies des pays chauds. Mais qu'on veuille bien le remarquer ! la notion de cette étiologie nous révèle du même coup la puissance de l'hygiène. C'est qu'en réalité les maladies essentiellement dérivées du climat chaud ne sont que des préparations morbides. Il n'en est pas, même parmi les plus graves, qu'avec un peu de prudence nous ne soyons capables, ou de conjurer, ou d'enrayer à leur début.

C'est précisément ce qui doit nous convaincre que l'étude de l'acclimatation doit nécessairement aboutir à des règles d'hygiène. Si la connaissance des changements qui s'opèrent, sous l'influence des climats chauds, dans les fonctions physiologiques de l'Européen, ne devait servir qu'à un exposé académique de leurs causes, ce pourrait être assurément un agréable travail, mais les partisans de l'utile auraient, sans doute, quelque raison de s'en plaindre.

C'est ce que le comité d'organisation du VIe congrès d'hygiène a manifestement exprimé, en demandant à son rapporteur de faire suivre l'étude de l'acclimatation des indications d'hygiène pratique qui en découlent. Est-il besoin d'insister sur le caractère que devait présenter le rapport? Etant donné le champ restreint d'une lecture au congrès, ce ne pouvait être qu'une dissertation sur les principes généraux de l'acclimatation et sur les règles fondamentales de l'hygiène des tropiques. Ce sont ces principes que, d'après le programme qui m'en avait été tracé, je me suis efforcé de rassembler dans le travail qu'on va lire.

Paris, 10 décembre 1887.

G. TREILLE.

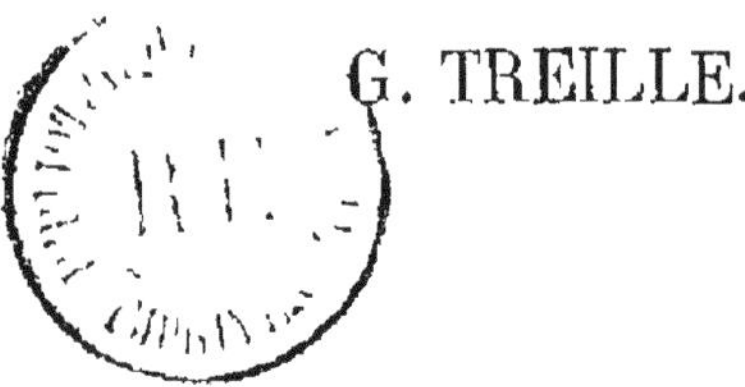

DE

L'ACCLIMATATION DES EUROPÉENS

DANS LES PAYS CHAUDS

(Mémoire présenté au VIe Congrès international d'hygiène, à Vienne, en septembre 1887.)

INTRODUCTION

I

L'étude de l'acclimatation, entendue dans le sens le plus général que ce mot comporte, devrait comprendre la recherche des moyens nécessaires à l'homme, à quelque origine ethnique qu'il appartienne, pour s'adapter à un climat différant, d'une manière sensible, de celui de son pays natal [1].

Mais un tel travail ne pourrait être traité avec fruit qu'avec des développements considérables. Il formerait la matière de plusieurs volumes ;

[1] Dans le programme primitivement arrêté par le comité d'organisation du Congrès il y a « Acclimatation », ce qui semblait impliquer l'idée d'une étude générale.

il embrasserait tant de questions et soulèverait des problèmes si variés et si délicats, intéressant les divers rameaux de la grande famille humaine, qu'à lui seul il suffirait à défrayer les occupations d'un congrès.

Je ne me propose pas, ici, d'entreprendre une pareille tâche. Dans ce travail, je n'aurai en vue que l'étude de l'acclimatation de l'Européen dans les pays chauds, et j'écarterai les digressions bibliographiques qui pourraient en augmenter l'étendue. M'inspirant des principes que j'ai enseignés en 1883, à mes élèves, dans ma chaire d'hygiène et de pathologie exotique, principes que l'un d'entre eux, M. le Dr Chastang [1]) a partiellement exposés dans sa thèse et qu'a cités dans le IIe volume de son traité de pathologie, M. le Dr Fernand Roux [2]), je ramènerai cette étude à l'analyse des influences météorologiques, les seules qui me paraissent jouer un rôle prépondérant.

Je rappellerai, avant toute chose, qu'entre les termes acclimatement et acclimatation, il existe la différence qui sépare l'anthropologie de l'hygiène.

[1] Chastang : Du coup de chaleur. — Thèses de Bordeaux, 1886.

[2] Fernand Roux : Traité pratique des maladies des pays chauds. Paris, 1887.

Tandis que la première de ces sciences a pour objectif l'étude des lois qui président à l'évolution de l'homme et cherche à découvrir le passé pour fixer l'avenir de l'espèce, la seconde s'occupe des qualités physiologiques de l'individu tel qu'il existe dans le présent : son objectif, c'est le maintien ou l'amélioration de ces qualités ; et tout ce qui concourt à ce but rentre dans le domaine de l'hygiène.

Aussi ne m'occuperai-je pas de la question qui a trait à la durabilité de la race blanche dans les pays chauds, au point de vue de la descendance ; je ne rechercherai absolument que les faits d'ordre climatérique qui intéressent la génération présente, et lui apportent leur contingent de chances immédiatement bonnes ou mauvaises.

L'anthropologie n'est pas favorable aux migrations des blancs dans les pays chauds ; elle se place à un point de vue en quelque sorte philosophique, où elle admet comme probable l'extinction de la race après deux ou trois générations, si elle n'a été régulièrement renforcée par l'immigration (Rochoux, Bertillon, Orgeas).

En effet certains écrivains, s'appuyant sur des statistiques de dépopulation et d'abandon des contrées subtropicales, primitivement colonisées par les Européens, déclarent que notre race ne peut, par elle-même, s'y maintenir et progresser. D'autres prédisent la prédominance d'une race mixte résultant du mélange des Européens avec les indigènes : c'est l'avenir des métis. D'autres enfin prévoient dans ces régions la disparition complète de l'Européen et le triomphe définitif de l'indigène.

La conclusion de ces doctrines est indifférente à l'hygiéniste. Il n'a pas à jeter les yeux sur un avenir aussi éloigné. Il lui suffit de constater que la rigueur de ces théories fléchit parfois devant certaines conditions climatériques inhérentes à la physique terrestre, telles que l'altitude et la constitution du sol, pour qu'il comprenne la tâche qui lui incombe.

Il doit prendre un à un les éléments du climat tropical, étudier leur influence sur l'organisme européen et en tirer les prescriptions qu'il juge de nature à fortifier la résistance physiologique de l'émigrant. Le but que doit se proposer l'hygiène, c'est de faire durer l'individu, sans se poser le problème anthropologique de la durabilité de l'espèce.

Ce but s'impose, de nos jours, avec une remarquable évidence. Nous vivons dans un temps caractérisé par le besoin d'expansion coloniale. L'Europe est toujours le foyer de puissante lumière et de noble civilisation dont les rayons ont fait éclore les jeunes sociétés du Nouveau-Monde, et le courant migrateur qui s'y est formé depuis deux siècles n'est pas près de s'épuiser. Mais le peuplement déjà avancé des hautes latitudes porte maintenant ce courant à dévier vers l'équateur : c'est-à-dire qu'après avoir colonisé les pays qui diffèrent le moins de l'Europe par leur constitution climatérique, l'émigration essaie aujourd'hui de reprendre dans les pays intertropicaux la tradition interrompue des entreprises coloniales.

Sans doute, on ne saurait prétendre que la majeure partie de cette émigration puisse, de longtemps, être détournée des régions tempérées où existent encore des espaces libres pour l'exploitation agricole ; et les pays chauds n'en dérivent, pour le moment, qu'une bien faible part. Mais le mouvement se dessine ; l'Afrique attire, sur tous ses rivages, à l'est comme à l'Ouest, des colons en quête d'établissements ; les puissances de l'Europe y créent des protectorats, y envoient des fonctionnaires et des négociants. Les îles de l'Océanie reçoivent des maîtres et des missionnaires de civilisation européenne.

Il se prépare dans ces diverses contrées un rapprochement d'intérêts et comme une fusion internationale, où ne se retrouveront pas les regrettables divisions de la vieille Europe. Les colonies nouvelles s'ouvrent libéralement à tout Européen, de quelque nationalité qu'il se réclame. L'éloignement, l'esprit de défense commune contre de communs ennemis, la secrète affinité humaine que ne viennent pas gâter ici les discordes du vieux continent, tout concourt à cet accord.

Cette solidarité d'intérêts européens, dans une tentative de civilisation de pays barbares et inexploités, crée à la science internationale de grands devoirs. Elle doit faire tous ses efforts pour rendre l'accès des pays chauds moins difficile et améliorer la condition des colons ; pour édicter et codifier en quelque sorte les lois de l'hygiène de l'acclimatation. Elle doit enfin concourir à abattre les injustes préventions qui nuisent à l'esprit colonisateur.

Car c'est en vain que, se fondant sur des résultats complexes et d'analyse difficile, certains auteurs ont cru pouvoir conclure à l'inaptitude des Européens à vivre dans ces pays. Le mouvement d'émigration et les entreprises coloniales n'en poursuivent pas moins leur cours, en vertu des lois d'expansion de l'espèce, et des nécessités inéluctables de l'économie sociale. Si ce n'était un effort impuissant, ce serait donc un acte préjudiciable à l'intérêt des sociétés humaines que d'essayer de le rompre en semant sur sa route la terreur ou le discrédit.

Ce n'est pas, à vrai dire, que la mauvaise renommée de certains climats soit capable d'arrêter les hardis pionniers que l'Europe envoie au delà des mers. L'homme est, d'instinct, poussé à la conquête du globe. Les obstacles réputés insurmontables pour une génération sont franchis par l'autre. L'évolution se poursuit à travers les siècles, lente, tenace et toujours victorieuse ; et l'on peut dire, ici comme en d'autres choses, que les prophètes de la négation ne peuvent arrêter la marche de l'humanité : son génie est fait de foi et d'ardeur, le malheur ne saurait l'abattre.

Pour certaines localités de la zone intertropicale, l'histoire de la colonisation n'est, en effet, qu'une longue chronologie de désastres lamentables : des milliers et des milliers d'hommes y ont succombé tour à tour, tristes victimes de l'ignorance des lois de l'hygiène, et du choix peu judicieux des établissements. Mais la ruine des premières entreprises, l'horreur des épidémies meurtrières, la misère et l'abandon qui en furent les suites, tout cela tombe peu à peu dans l'oubli et sort, avec le temps, de la mémoire des hommes.

II

J'ai dit que l'hygiène n'a pas pour but l'étude anthropologique des fins de la race et qu'elle doit avoir pour seul objet de faire vivre, le mieux qu'il sera possible, le colon émigré et sa famille. Toutefois, pour tracer à ce dernier des règles qui l'aident à vivre sous un climat si nouveau, l'hygiène doit s'inspirer des exemples d'acclimatation fournis par l'histoire géographique du globe, lesquels, comme je l'ai dit, sont maintes fois en désaccord avec la doctrine absolue de l'inaptitude de l'Européen à se fixer dans les pays chauds.

L'admirable persévérance de l'Européen à coloniser ces pays est souvent couronnée de succès ;

voilà ce qu'il faut retenir. L'établissement des Français en Algérie en est un exemple tout contemporain, exemple d'autant plus intéressant que les diverses nationalités européennes y ont des représentants. Dès le début et pendant une trentaine d'années, on crut qu'il serait impossible de triompher de l'endémie palustre qui décimait les premiers occupants, dans certaines localités.

L'extrême mortalité des nouveau-nés et les décès parmi les adultes qui se livraient à l'agriculture, firent craindre à Boudin et à nombre de bons esprits que l'on ne pût jamais parvenir à doter l'Algérie d'une population européenne agricole. Mais l'amélioration progressive du sol, fruit de l'héroïque ténacité des colons ; l'esprit de progrès, le développement des voies de communication et l'accroissement de la fortune publique qui en fut la conséquence, ont élevé le taux de la natalité tout en abaissant la mortalité des nouveau-nés et des adultes. Aujourd'hui l'Algérie prospère ; son peuplement, indépendamment de l'immigration, s'opère avec rapidité ; la natalité l'emporte définitivement sur la mortalité générale.

Sans doute, il faut le reconnaître, l'Algérie et

les pays qui y touchent sont sous une latitude favorable. Les reliefs du sol, très accusés, augmentent encore, par le concours de l'altitude, les chances d'acclimatement des Européens. Cependant, bien qu'affaiblies dans une certaine mesure, ces chances n'en subsistent pas moins jusque dans les pays voisins de l'équateur.

Le colon émigré dans ces basses latitudes, aura-t-il seulement assez de prudence pour les sauvegarder, assez d'expérience pour les mettre à profit ? Tout est là. Si nous avions à formuler la synthèse des préoccupations morales de l'émigrant aux pays chauds, nous dirions :

Ne pas violenter la nature, mais plutôt en tourner les obstacles et en discipliner les écarts : telle doit être la devise de l'Européen vivant sous les tropiques. Qu'il ne pousse pas jusqu'au défi l'indifférence pour la chaleur solaire ; qu'il tienne un compte avisé de ses besoins physiologiques ; qu'il ne perde pas de vue, enfin, les nécessités hygiéniques auxquelles il doit obéir — sous peine de mort — dans le choix du lieu de son établissement, dans la construction de sa maison, dans ses habitudes de vie !

S'il se plie à ces règles, l'Européen ne tardera pas à s'adapter au milieu intertropical, malgré l'élévation thermique. Il n'aura plus à se préoccuper que de l'amélioration sanitaire à introduire dans les contrés palustres ; ce n'est qu'une question d'argent et de temps.

D'ailleurs, « les pays chauds », dit Rochard, « ne sont pas rebelles à l'acclimatement des populations européennes, par le fait de leur température, mais par l'insalubrité de leur sol[1] . ».

Cela veut dire que chaleur et insalubrité, sous les tropiques, ne sont pas forcément synonymes, comme l'admet à tort la tradition populaire fondée sur des rapprochements de faits accidentels. La première, il est vrai, renforce la seconde, qu'il s'agisse de l'infectieux tellurique ou de l'infectieux humain ; mais l'insalubrité du sol ou des agglomérations humaines est tout entière sous la dépendance de l'hygiène. L'application de ces lois, résolument décidée, et pratiquée avec persévérance, doit suffire pour en avoir raison. Au surplus, les climats partiels de la zone intertropicale offrent de singulières divergences sous le rapport de la salubrité, sans que leur météorologie diffère sensiblement.

Qu'on compare entre elles certaines localités

[1] Article « Acclimatement » du Dictionnaire de médecine et de chirurgie.

situées sous la même latitude : les unes sont favorables à la colonisation, les autres lui sont hostiles. Les îles du cap Vert ont une population acclimatée qui se livre avec succès à la culture du sol. Presque en face, sur le continent, les Européens sont décimés par les fièvres et ne peuvent se maintenir que par la force d'une immigration incessante.

Sans doute il y a des différences météorologiques entre les îles et la côte ferme ; mais ces différences sont trop faibles pour justifier, en quelque manière, les chances variables de l'acclimatement de ces localités. C'est l'endémie palustre de la côte ferme, c'est le sol alluvionnaire et marécageux qui constituent ici le facteur nuisible et opposant.

On pourrait multiplier les exemples et montrer que partout, dans la zone tropicale, où l'Européen a pu se soustraire aux endémies du rivage, aux marais, à l'extrême chaleur et à l'extrême humidité si favorables aux miasmes fébrigènes, il s'est maintenu et a fait souche.

Or, la nature, sur beaucoup de points, a mis le remède à côté du mal : c'est l'altitude.

Dans l'Amérique du centre et du sud, le plateau mexicain et la chaîne tortueuse des Andes constituent un refuge d'acclimatement et de développement ethnique par rapport aux plaines riveraines de la mer.

L'Anahuac corrige les Tierras calientes ; Orizaba, les Cumbres et Mexico sont les sanitaria de Vera-Cruz et de Tampico. Plus d'endémie palustre, plus de fièvre jaune sur les hauts plateaux ; la population s'y livre aux travaux des champs ; elle s'y développe et s'y implante solidement. Les Andes du Sud-Amérique offrent le même spectacle de population saine, féconde, et se développant en pleine vigueur physiologique, malgré le voisinage de l'équateur (Lima, Potosi, Quito).

Le plateau abyssin, en Afrique, n'offrirait que des conditions favorables, au dire d'Aubert-Roche, à l'établissement des Européens. Certainement la diminution de la chaleur, qui suit régulièrement la progression de l'altitude, entre pour beaucoup dans cette faculté d'adaptation aux climats sub-équatoriaux. Mais il est juste de faire observer que, toutes les fois que la chaleur ne se complique pas d'humidité et qu'il n'existe pas de foyer paludéen, l'abaissement de la cote d'altitude, même jusqu'au niveau de la mer, n'est pas un obstacle à l'acclimatation, malgré que la chaleur soit alors élevée. Les Berbères, probablement croisés aux Romains, qui furent chassés du Tell mauritanien par l'invasion arabe dans le nord de l'Afrique, se divisèrent en deux branches principales : l'une gagna les hauts plateaux forestiers du Petit-Atlas et fonda la Kabylie actuelle ; l'autre, refoulée progressivement dans le sud par les nouveaux conquérants, franchit le Grand-Atlas et se répandit dans le Sahara central, le long des rives de l'Igarghar et dans les oasis voisines. Ils s'y sont maintenus et développés vigoureusement : ce sont les Touaregs de nos jours.

Pourtant le climat du Sahara central est exceptionnellement chaud ; l'action solaire s'y exerce dans toute sa force. Mais l'air y est d'une sécheresse remarquable et il n'y existe pas de marais proprement dit.

L'Australie offre des conditions analogues : chaleur parfois excessive, sécheresse relative de l'atmosphère, sables abondants, peu de marais. Le climat, quoique chaud, y est généralement salubre, et la race européenne s'y développe avec facilité. Elle a colonisé d'abord les régions les plus tempérées ; elle a créé Sydney et Melbourne, deux cités considérables et en plein progrès; elle a peuplé des comtés nombreux. Maintenant, elle se répand dans le Queensland et monte peu à peu vers le golfe de Carpentarie, c'est-à-dire vers l'équateur.

Le littoral américain sud, qui borde l'océan Pacifique, est réputé pour sa salubrité et pour la vigueur de ses populations. L'Européen vit parfaitement au Pérou, même sur le bord de la mer. Ce littoral est à peu près exempt de marais et d'estuaires; il reçoit des pluies relativement peu abondantes. Il diffère, sous ce rapport, de la côte orientale, où, au nord comme au sud de l'équateur, règnent de vastes plaines humides, souvent submergées, qui constituent des foyers puissants de paludisme, renforcés par un hivernage très humide.

A côté de l'altitude, il faut donc placer la constitution même du sol et de l'atmosphère, toutes les fois qu'elle a pour caractères l'éloignement ou la rareté des marais, en même temps que la sécheresse ou l'humidité faible de l'air.

Ces conditions réduisent au minimum de leur action les influences paludéennes; mais, en même temps, elles écartent les causes de maladie ou d'épuisement anémique qui dérivent des milieux à chaleur humide persistante. S'il est vrai, comme l'a dit Rochard, que l'Européen ne s'acclimate pas aux maladies, il ne s'acclimate pas non plus avec facilité à la chaleur et à l'humidité des tropiques ; et tous les pays ne sont pas constitués comme le Sahara et l'Australie.

Si l'endémie menace l'organisme et trop souvent lui fait brèche, il ne faut pas perdre de vue que la chaleur et l'humidité combinées lui ouvrent aussi la porte, pour peu qu'on leur permette de l'entre-bâiller. La première n'est que l'accident du climat ; les deux autres en sont les éléments constituants et permanents. La chaleur humide réagissant sur l'Européen immigré dans les basses latitudes le met promptement en imminence morbide, s'il ne prend contre elle de sérieuses garanties. C'est pourquoi l'hygiène de l'acclimatation, si elle ne doit pas se désintéresser des endémies, doit prêter avant tout son attention aux influences météorologiques. En dehors du marais proprement dit, générateur de l'endémie palustre, il y a des conditions d'humidité atmosphérique et de chaleur constante, capables d'engendrer des états morbides définis.

Il n'y a pas que la fièvre intermittente dans

les régions paraéquatoriales. Il y a aussi des maladies climatiques saisonnières, dont l'irruption subite et la répétition imprévue ébranlent l'homme le plus vigoureux.

Ces maladies sont véritablement des maladies d'acclimatation. Elles sont dues, pour le plus grand nombre, à l'action des météores, et ce n'est pas d'aujourd'hui que leur origine est soupçonnée. Seulement, dans la définition des causes, il y a, me semble-t-il, beaucoup trop de généralités vagues et équivoques.

Examinons donc l'action de ces météores; étudions brièvement leur influence sur l'organisme de l'Européen.

CHAPITRE I

§ 1. — Action de milieu produite par les pays chauds sur l'organisme de l'Européen.

Dans ses études historiques sur la Martinique (Paris, 1850, t. II, p. 150), Rufz de Lavison s'exprime en ces termes : « Le premier effet du climat des Antilles sur l'arrivant est une sorte d'excitation générale qui produit un sentiment de force inaccoutumée et d'activité ; toutes les distances paraissent petites, toutes les fatigues sont hardiment abordées..... Mais les gens du pays rient sous cape de toute cette effervescence, car ils ont été souvent témoins de sa durée éphémère. En effet, après quatre ou cinq jours, déjà cette ardeur est tombée, le corps s'alourdit, les fonctions s'alanguissent; une pesanteur de tête s'oppose au libre exercice de l'intelligence ; il semble, à mesure que le soleil monte sur l'horizon, qu'il se lève en même temps une vapeur, une lourde ivresse qui trouble la pensée. On éprouve une horreur du mouvement, un besoin de repos plus irrésistible que celui dont on se moquait devant les habitants du pays ; on n'agit plus que par secousse, et aux moindres agitations on fond tout en eau, et cette transpiration qu'on augmente par un excès intempestif de boisson est énervante. »

Dans ce tableau des premiers effets du climat ressentis par l'Européen, je relève à dessein la phrase où Rufz cherche à se rendre compte des sentiments de torpeur physique et morale qu'éprouve l'arrivant. Il semble, dit-il, à mesure que le soleil monte sur l'horizon, « qu'il se lève en même temps une vapeur, une lourde ivresse qui trouble la pensée ».

Cette vapeur, qui donne cette ivresse troublante, et qui n'est, sous la plume de Rufz, qu'un motif d'élégante allégorie, nous verrons qu'elle a un corps certain et que, satellite du soleil, elle le suit dans sa marche avec une rigoureuse fidélité. C'est la vapeur d'eau atmosphérique.

Comme Rufz de Lavison, tous les auteurs qui se sont occupés de l'influence des climats chauds sur l'Européen en ont fait une description assez concordante, en ce qui concerne la dépression physiologique qui se montre au bout de quelque temps de séjour. Quelques-uns en ont tenté l'analyse, et sont arrivés à des conclusions intéressantes.

La respiration, le pouls, la chaleur animale, les fonctions de la peau, des reins, du foie, du tube digestif ont été successivement étudiés. Les résultats, parfois divergents, ont pourtant ceci de commun, c'est qu'aux pays chauds, ces fonctions importantes sont généralement modifiées dans leur économie.

a) *Respiration*. Les médecins du XVIIIe siècle (Pouppé-Desportes) croyaient que l'air des pays chauds est plus volatil, moins pesant et pénètre plus facilement dans les poumons. La composition de l'air et le rôle de l'oxygène, mieux connus dès le commencement du XIXe siècle, modifièrent ces idées en les précisant.

« La muqueuse pulmonaire, dit Thévenot, partage la faiblesse de la digestion, et l'air des pays chauds n'offre pas, sous un volume donné, beaucoup d'éléments oxygénés. » (Thevenot, *Maladies des Européens*, 1840.)

Ranald Martin (*Influence of tropical climates*, 1856. nouvelle édition) pense que la fonction respiratoire est d'abord excitée à l'arrivée dans les pays chauds, et qu'ensuite elle décline et se ralentit notablement.

Fonssagrives, dans son *Hygiène navale* (1856), admet que les mouvements respiratoires sont plus lents mais plus profonds. Gestin (Thèses de Paris, 1857) ne croit pas à une différence marquée dans le rythme respiratoire.

Nous devons à Rattray les premières expériences méthodiques sur cette importante question. (*Proceedings of the Royal Society*, 1869, 1872, 1874. — *Archives de Médecine navale*, 1872, 1874. — *On the effects of change of climate on the human economy*.) — Cet observateur pense que les mouvements respiratoires sont plus étendus, mais en même temps moins nombreux dans les pays chauds que dans les pays tempérés. (Expériences du *Bristol*, de Portsmouth à Bahia, et de la *Britannia*, de Portsmouth au cap de Bonne-Espérance.) Il conclut que l'acide carbonique diminue dans l'air expiré.

Jousset, qui a publié un travail considérable sur l'acclimatement au point de vue de l'anthropologie, a été conduit à étudier les modifications physiologiques de l'Européen immigré aux pays chauds. En ce qui concerne le nombre des mouvements respiratoires, cet auteur conclut à leur augmentation; mais au point de vue de la capacité spirométrique, il admet un accroissement dès le début, une sorte d'excitation fonctionnelle compensatrice, suivie de diminution. « L'arrivée aux pays chauds, dit-il, augmente temporairement la spirométrie, mais l'excitation des premiers moments tombe assez vite et la respiration devient moins active. Les Européens qui avaient des spirométries montant jusqu'à 4,500 cc. tombent à 3,900 ou 3,800 ; au bout de quelque temps de séjour, ils sont proches des indigènes. » (*Archives de Médecine navale*, t. XL, p. 363. Paris, 1883.)

Féris, dans son mémoire sur les climats équatoriaux en général, avait déjà conclu, en 1879, à une accélération de la respiration dans les premiers temps de l'arrivée aux pays chauds. (*Archives de Médecine navale*, t. XXXII. Paris, 1879.)

C'est une opinion assez généralement répandue, on le voit, que celle qui est fondée sur une légère augmentation du pouvoir respiratoire au début de l'acclimatation, et qui admet qu'au bout de quelque temps de séjour toute excitation disparaît pour faire place à un état normal, ou même inférieur.

b) *Pouls*. La dépression de la circulation sous les tropiques est une opinion admise par un grand nombre d'observateurs. Mais il est évident qu'il s'agit ici encore d'un phénomène d'assuétude, c'est-à-dire qu'il ne s'observe qu'après un certain temps de séjour.

« Ainsi que la respiration, dit Rattray, la circulation devient plus lente, sous les tropiques, comme l'indique très bien le pouls qui perd 2 battements 1/2, et dont la fréquence est diminuée. » (*Loco citato.*)

Au début de l'acclimatation, le pouls est au contraire manifestement accru. Féris, à cet égard, est très explicite :

« Le 11 novembre 1876, écrit-il, à onze heures du matin, avant le dîner de l'équipage, j'examine les 121 matelots adultes du bord[1] : leur âge moyen est de vingt-deux ans et demi. Nous sommes au mouillage de Whydah, par 6° 16' 30" de latitude *N.* et 0° 15' 30" de longitude *O.* (méridien de Paris). La température est de 28°,5, la hauteur barométrique (réduite à 0°) de 761^{mm},5 ; l'hygrométrie, de 0^{mm},87 ; la tension de la vapeur aqueuse, à 22^{mm},61. J'obtiens, comme moyennes, 21,43 respirations et 87 pulsations par minute ! » (Féris, *Archives de Médecine navale*, t. XXXII, p. 344. Paris, 1879.) Le 15 avril 1877, dans des expériences de contrôle, exécutées devant Quittah, à peu de distance de Whydah, il obtient, à très peu de chose près, le même résultat.

De son côté, Jousset (*De l'acclimatement et de l'acclimatation, — Archives de Médecine navale*, t. XL, p. 286 et suivantes) a entrepris d'élucider cette question et il a recueilli, dans ce but, diverses observations sphygmographiques. Il conclut à l'accélération des pulsations et à l'accroissement de tension, sous la première influence de la chaleur tropicale.

« Le pouls est-il changé dans sa forme? Chez les émigrants, sensibles à la chaleur, les tracés sphygmographiques indiquent une grande fréquence et une assez forte tension. La ligne de tracé est brusque, plus ou moins élevée; le sommet peut être acuminé, la ligne de descente faiblement dicrote. Cet ensemble montre que les sujets sont en proie à l'éréthisme des premiers jours, signalé par Davy, Rufz de Lavison... »

Et Jousset ajoute qu'au bout d'un certain temps de séjour, ces caractères changent et sont remplacés par des indices de faiblesse et de pression peu soutenue.

Relativement au nombre des pulsations, cet

auteur remarque qu'il suit les variations d'humidité et de chaleur, s'augmentant ou diminuant avec le degré de ces éléments météorologiques. (*Loco citato,* p. 284.)

c) *Chaleur animale*. Les opinions ont varié à cet égard, et la température de l'Européen sous les tropiques a tour à tour été considérée comme plus basse ou plus élevée suivant les divers observateurs. Pour Eydoux et Souleyet, la température du corps humain subit une baisse marquée. (*Comptes rendus de l'Académie des sciences*, 1838.) Douze ans plus tard John Davy constatait, au contraire, une augmentation qu'il estime entre 0°,5 à 1° Farh. (ou *Temperature of man within the tropics*, 1850). Brown-Séquard[1] note une augmentation de près d'un degré centigrade (0°,9, *Journal de physiologie*, t. II, p. 551). Rattray constate une augmentation maximum de 1°,4; il pense que la température de la surface du corps s'élève en moyenne de 2° Farh. (1°,1) sous l'influence de la chaleur diurne des tropiques. (*Loco citato.*)

Selon Guéguen, la différence ne serait que de 0°,3 au profit de la température humaine dans les pays chauds. (*Archives de Médecine navale*, février 1878, t. XXIX.)

Jousset a fait une étude spéciale de la température de l'Européen immigré dans les régions équatoriales. Souvent il a observé plus de 38°, c'est-à-dire un degré de plus que la température normale en Europe. Comme les observations de cet auteur ont porté sur des émigrants allant au Sénégal, aux Antilles, aux Indes orientales, et que ses conclusions générales sont pour l'augmentation de la chaleur animale, l'opinion déjà admise en faveur de cette augmentation se trouve scientifiquement affermie.

Il est donc constant que, du fait de son passage des pays tempérés dans les pays chauds, l'Européen voit s'élever sensiblement la température de son corps.

Quelle est la cause de cette élévation?

Il faut tout d'abord remarquer que très certainement la chaleur animale monte au fur et à mesure que monte elle-même la température de l'air ambiant.

Ainsi, le maximum de la température du corps n'est pas loin de coïncider exactement avec le maximum thermique de l'atmosphère, et se montre entre une heure et deux. — Dans ce cas, la théorie de la diminution du rayonnement et de la perte par contact est invoquée par tous les auteurs[1]. On admet que la peau ne peut éliminer dans l'atmosphère ambiante l'excès des calories produites, et que cet excès est retenu, donnant ainsi naissance à une courbe hyperthermique parallèle à la courbe ascendante de la température diurne. Cette influence est réelle; mais je ne crois pas à sa rigueur absolue. Je suis d'autant plus fondé à en contester la prépondérance, que d'autres influences sont capables de provoquer un maximum de chaleur animale, en dehors de l'élévation de la température ambiante.

En effet, les repas donnent naissance à des maxima équivalents, quoique pris à des heures éloignées du maximum thermique de l'air. Le mouvement aussi détermine une élévation de température souvent considérable. (Jousset, *Loco citato.*) Ceci est conforme aux données de la physiologie.

Si donc la température ambiante entraîne dans son mouvement ascensionnel celle du corps humain, elle n'est pas la seule cause ni la plus active. La prise d'aliments, et de boissons en particulier, agit dans le même sens.

[1] Consulter les très curieuses expériences de M. le Dr Charles Richet sur la calorimétrie. (*Revue Scientifique.* Paris 1886, t. XXXVIII, No 6, 7 août 1886.)

Je dois enfin et surtout noter cette circonstance, à mon avis, capitale, que l'humidité atmosphérique joue un actif rôle dans l'élévation thermique du corps, en prohibant, dans une certaine mesure, la réfrigération sudorale, par diminution du pouvoir d'évaporation.

L'exagération de la température animale est plus grande quand l'air est fortement hygrométrique, dit Jousset. Je suis de cet avis. Seulement, par hygrométrie, j'entends ici, contrairement à l'acception reçue, non pas l'humidité relative, mais bien l'humidité absolue, ou, pour mieux dire, la tension de la vapeur d'eau.

En résumé, j'admets que l'hyperthermie normale de l'Européen aux pays chauds, dont la valeur est d'environ 0,70 centièmes de degré, est due à l'action combinée :

a) De la chaleur ;

b) De la tension de vapeur d'eau atmosphérique ;

c) Des effets de réplétion vasculaire déterminés par les aliments, et surtout les boissons ;

d) Du mouvement.

Cette action combinée détermine, comme je l'établirai plus loin, une diminution réelle dans les pertes caloriques de l'Européen émigrant aux pays chauds. Cette diminution ne détermine pas une rétention progressive du calorique produit, parce qu'elle n'est que diurne, et que l'abaissement nocturne de la température atmosphérique ainsi que de la tension de vapeur d'eau ambiante permettent à la chaleur animale de s'équilibrer par une perte compensatrice.

§ 2. — Modifications fonctionnelles observées aux pays chauds.

a) Peau. Les fonctions de la peau sont immédiatement suractivées dès l'arrivée dans les pays chauds. D'après Fonssagrives, si l'on peut évaluer à 720 grammes la perte d'eau qui se fait par la transpiration en vingt-quatre heures dans nos pays tempérés, cette quantité doit être estimée au double dans les pays chauds. (Fonssagrives, *Hygiène*, p. 536.)

Ce n'est là qu'une moyenne de convention. Elle est évidemment trop faible et l'on doit admettre une sudation beaucoup plus importante, dépassant maintes fois 2,000 grammes en vingt-quatre heures. La transpiration est d'ailleurs influencée par le milieu ambiant. S'il est juste de mettre au compte de la chaleur élevée de l'atmosphère l'excitation première du réseau capillaire cutané qui fournit le liquide aqueux à la sécrétion sudorale, il serait illusoire d'admettre que cette dilatation *a calore* suffit à expliquer le fait d'une transsudation souvent énorme, toujours abondante.

Rattray estime que la sudation représente, aux pays chauds, environ 30 p. 100 des sécrétions totales. Cette fonction acquiert donc une grande importance.

Nous verrons que la tension de vapeur d'eau dans l'atmosphère joue dans la sécrétion de la sueur un rôle considérable.

b) *Reins.* La fonction rénale est amoindrie aux pays chauds ; cela ne me paraît pas contestable. C'est l'opinion de Rattray, étayée sur des observations personnelles absolument rigoureuses. Dans un voyage d'Angleterre à Bahia, cet observateur se soumet au régime uniforme de 1,213 grammes de boisson par jour. Bientôt, à mesure qu'il descend vers l'équateur, le chiffre de ses urines baisse et tombe à 900 grammes environ par vingt-quatre heures.

Moursou, allant de France en Cochinchine, observe la même diminution progressive ; les urines baissent ou augmentent de quantité suivant l'élévation ou l'abaissement de température ambiante. (Moursou, *Notes sur les variations de l'urée éliminée par les reins suivant les climats tempérés ou chauds.* — *Archives de Médecine navale*, t. XXXVI, p. 227, 233.)

C'est également ce que je constatai dans un voyage en Chine, fait en 1874. Je fis des observations sur la quantité d'urines émises par des sujets âgés de vingt à vingt-quatre ans, et je trouvai qu'au mois d'août, en plein hivernage, à Saïgon, le chiffre des urines pouvait tomber jusqu'à 760 grammes, sans dépasser sensiblement 1,000 grammes.

Il est certain, d'autre part, que la quantité des urines, amoindrie pour un même volume de boissons absorbé en vingt-quatre heures, est susceptible de suivre les écarts du régime. C'est ce qu'a démontré également Rattray, en expérimentant sur lui-même : c'est d'ailleurs ce que la logique physiologique indique. Cependant, il faut tenir compte, en tout état de cause, de l'influence spoliatrice des sueurs excessives sous les tropiques. Elles dérivent toujours vers la peau une notable partie du liquide que filtreraient les reins dans les pays tempérés.

La température des urines émises dans les

pays chauds est plus élevée que dans les pays tempérés (Jousset, *Loco citato*); (Mantegazza, Bouchardat, *Hygiène*, p. 271) ; elle augmente sensiblement, suivant la température ambiante, et marque un accroissement variant entre 0°,50 et 1°.

Leur densité, d'après Rattray, Moursou et Jousset, s'élèverait quelque peu. Ce fait est d'ailleurs susceptible de varier considérablement par suite du régime ou des écarts de la sécrétion urinaire. Enfin l'urée (Moursou) subirait aux pays chauds une diminution notable.

Quoi qu'il en soit, et sans entrer dans la discussion de faits qui appellent des investigations rigoureusement scientifiques, il y a un point à retenir, c'est la diminution de la fonction urinaire au profit de la fonction sudorale.

Nous verrons que cette diminution constitue un avantage en faveur de l'acclimatation.

c) *Foie*. Il est peu d'auteurs qui n'aient signalé l'activité hépatique chez l'Européen aux pays chauds. Tous ont noté l'augmentation de son volume ; quelques-uns y ont vu une suppléance à la fonction pulmonaire, destinée à éliminer l'excès de carbone retenu dans le sang par suite de l'insuffisance de la fonction respiratoire.

C'est ce qu'on a appelé le rôle vicariant du foie. D'autres, sans plus d'explications, ont attribué l'hypérémie du foie à l'influence de la chaleur.

Ni l'une ni l'autre de ces opinions n'est fondée ; j'y reviendrai bientôt. Frerichs me semble beaucoup plus près de la vérité, quand il invoque l'influence de l'alimentation et des variations continuelles que l'absorption détermine dans le circuit sanguin du foie. (Frerichs, *Maladies du foie*.)

Ainsi que je le démontrerai, c'est surtout l'accroissement de la ration de boisson chez l'Européen aux pays chauds qui est la cause de cette hypérémie. Cet accroissement est provoqué indirectement par la chaleur, par suite de l'impulsion qu'elle communique à la fonction sudorale.

C'est à cette action indirecte que se réduit (en dehors, bien entendu, de toute cause infectieuse) le rôle tant de fois incriminé et si peu expliqué jusqu'ici de la chaleur tropicale.

d) Fonctions digestives. Les auteurs notent de l'alanguissement, et bientôt de l'état dyspeptique, du côté des fonctions de l'estomac et de l'intestin.

Cet état dyspeptique est caractérisé par l'aspect saburral des premières voies. La langue est recouverte d'un enduit variant du blanc jaunâtre au jaune verdâtre ; cet enduit est de nature épithéliale et indique une desquamation active. Dans l'estomac, les liquides ont de bonne heure un degré anormal d'acidité : beaucoup d'Européens présentent du pyrosis, ou accusent une sensation de tension douloureuse à l'épigastre.

Il existe fréquemment du ballonnement de l'intestin et de la distension stomacale. Sous l'influence d'abus trop répétés de boissons aqueuses, absorbées en volume parfois considérable, les plans musculaires des parois de l'estomac se fatiguent et perdent de leur énergie. La dilatation de l'estomac, par passivité de l'organe, n'est pas rare chez les colons. Beaucoup accusent la sensation de flot indiquant que l'énergie contractile des fibres musculaires est momentanément vaincue.

Dans ces conditions, les aliments subissent une digestion lente et mal élaborée. Le suc gastrique, très certainement appauvri en acide chlorhydrique par suite de la sudation excessive qui entraîne un excès de chlorure de sodium par la peau, ne peut dissoudre ni peptoniser convenablement les albuminoïdes. Après un certain temps de séjour, il se manifeste, chez les nouveaux arrivants, un dégoût instinctif et plus ou moins prononcé pour les viandes.

Toutes ces circonstances favorisent les accidents pathologique propres aux fonctions digestives. La muqueuse gastrique s'irrite, ses sécrétions perverties déterminent de l'indigestion, parfois de la diarrhée lientérique. La répétition de ce désordre aboutit fréquemment à la dyssenterie. En tout état de cause, ce processus est préparatoire à toutes les affections aiguës ou chroniques du tube digestif. Les causes déterminantes (infectieuses ou purement météorologiques, microbes ou répercussions frigorifiques) trouvent ainsi un ensemble de circonstances favorables à leur action pathogénique.

Les troubles des fonctions de l'estomac et de l'intestin ont, comme tous les changements apportés aux autres fonctions, été imputés à la chaleur seule. Mais je ne puis m'empêcher de faire remarquer que, si l'on excepte les faits dérivés de l'ingestion d'eaux malsaines, chargées de matières organiques, les affections du tube digestif sont relativement rares dans les climats chauds, mais secs. Bien qu'un exemple isolé ne soit pas probant, je puis dire que j'ai supporté sans trouble tout un été dans le Sahara marocain. Mes fonctions digestives s'y sont parfaitement maintenues, malgré une chaleur très élevée, oscillant entre 32 et 38° centigrades à l'ombre. Au contraire, le climat humide de la basse Cochinchine m'a causé, après un très petit nombre de jours, de l'embarras gastrique. Je connais de nombreux cas analogues.

D'ailleurs, en s'élevant à un point de vue général de statistique faite sur des émigrants, Rattray a montré que la nutrition baisse dès que l'hivernage s'établit, et qu'elle se relève avec la saison sèche ou fraîche. (*Archives de Méd. navale*, 1872, p. 465 et suiv.)

e) *Altération de composition du sang*. A côté des modifications fonctionnelles qui viennent d'être passées en revue, il se manifeste, chez l'Européen immigré depuis un certain temps dans les latitudes paraéquatoriales, un état de pâleur anémique des téguments qui indique que le sang, dans sa composition fondamentale, subit un commencement d'altération. Cette altération, qui n'est d'ailleurs pas constante chez tous, et qui ne se montre chez quelques-uns qu'après quelques années de séjour sous les tropiques, s'observe surtout chez les habitants des contrées humides et rapprochées du niveau de la mer. Elle constitue l'anémie tropicale. Ce n'est pas, bien entendu, l'anémie qui caractérise la convalescence des malades; c'est une anémie exclusive de tout état morbide antérieur, et purement et simplement dérivée de l'action climatérique.

En fait, les différents auteurs qui ont cherché à étudier la nature de cette anémie d'acclimatation lui ont, pour la plupart, assigné une origine respiratoire. Presque tous ont accusé l'air échauffé et raréfié des pays tropicaux de produire une diminution de l'oxygénation du sang et Féris a même donné le nom d'anémie des latitudes à cette anoxhémie particulière, fort voisine, d'après cet auteur, de l'anoxhémie des altitudes.

Le fond de l'affection consisterait en une diminution du nombre des globules : ce serait donc une hypoglobulie, sans cause pathologique, différente en cela des anémies par destruction globulaire qui suivent les pyrexies, en particulier le paludisme tropical.

Je crois, pour ma part, que toutes les numérations de globules qui ont été faites dans les pays chauds, en dehors des causes pathologiques, chez l'homme sain, ont abouti à des conclusions étiologiques erronées, par l'oubli ou la méconnaissance d'une condition fondamentale, qui est celle de l'existence d'une pléthore séreuse chez l'émigrant, rompant l'équilibre des rapports globulaires normaux. J'aurai, plus loin, l'occasion de revenir sur ce point et de développer mes observations. Mais dès à présent, je dois dire que je n'admets pas, chez l'émigrant, une anémie des latitudes comparable à celle des altitudes.

Quel que soit le mode suivant lequel cette anémie se développe, il est à remarquer que la généralité des auteurs accuse la chaleur de produire cet état physiologique nouveau. Certains d'entre eux l'ont considéré comme providentiel et d'autres ont affirmé qu'il conduisait directement à l'acclimatement.

Les médecins du XVIIIe siècle et de la première moitié du XIXe, qui exerçaient aux pays chauds, admettaient, pour ainsi dire unanimement, que la constitution normale du sang chez l'Européen, bonne dans la mère patrie, devenait un péril dans les climats chauds. Partant de ce fait que les sujets pléthoriques atteints de fièvre jaune, dans les Antilles, éprouvaient une réaction fébrile plus violente et plus souvent fatale que ceux qui étaient de tempérament moins sanguin, ils préconisaient un régime diététique capable d'amener l'organisme européen au degré d'indigénisation voulu. Quelques-uns même ont conseillé jusqu'à la saignée préventive pour déterminer l'acclimatation. (Catel ; Aubert-Roche ; Rufz de Lavison, etc., etc.)

Cette doctrine de l'affaiblissement organique, provoqué ou recherché comme un moyen d'acclimatation, ne peut être raisonnablement soutenue aujourd'hui. L'Européen qui émigre dans les pays chauds doit, au contraire, disposer de la plus grande somme possible de résistance aux influences climatériques.

Il ne doit pas rechercher l'anémie comme un palladium ; il doit plutôt la combattre, et mieux encore, la prévenir. La cause de l'anémie tropicale est-elle réellement dans la chaleur atmosphérique ? Est-elle, comme on l'a appelée, une anémie purement thermique ?

Sans nier que l'air chaud ne soit moins assimilable, au point de vue de la fixation de l'oxygène aux globules, et sans méconnaître l'action dépressive de son influence un peu prolongée sur l'organisme entier, comme en de certains étés exceptionnels de nos climats, par exemple, je ne crois pas qu'on puisse n'assigner à l'anémie des tropiques que la seule origine thermique. Nous étudierons bientôt ce point.

CHAPITRE II

MODE D'ACTION PHYSIOLOGIQUE DES ÉLÉMENTS DU CLIMAT INTERTROPICAL

Reprenons maintenant les diverses modifications imprimées à l'organisme de l'Européen par le milieu climatérique des pays chauds.

Si l'on jette un coup d'œil d'ensemble sur les opinions émises par les auteurs touchant l'action de ce milieu, on constate qu'ils admettent unanimement que cette action dérive de la chaleur et de l'humidité de l'atmosphère. C'est là, pour tous ou à peu près, l'influence prépondérante dans le climat. Je me range absolument à cet avis. Toutefois il est certain que la lumière vive et l'électricité aux pays chauds jouent un certain rôle dans les modifications physiologiques ressenties par l'organisme; mais leur action est loin d'être élucidée, bien qu'il soit probable que la première agit sur les fonctions de nutrition et sur les échanges sous-dermiques, et la seconde sur le système nerveux tout entier.

Quoi qu'il en soit, j'admets, avant tout, l'action dominante de la chaleur et de l'humidité. Seulement, je fais une distinction fondamentale en ce qui concerne le second de ces deux éléments. C'est la tension de la vapeur d'eau dans l'atmosphère que j'ai uniquement en vue, et non pas la fraction de saturation de l'espace, exprimée en centièmes.

Si un milieu atmosphérique est saturé de vapeur d'eau, malgré que la tension de cette dernière ne soit que de 10 à 15 millimètres de mercure, l'Européen a peu à craindre au point de vue de ses fonctions générales. Mais si la tension s'élève, alors elles commencent à être en péril, ou tout au moins à souffrir.

Je prends un exemple démonstratif dans les tableaux publiés par Borius. (*Recherches sur le climat du Sénégal*. Paris, 1875, p. 17.)

Au Sénégal, la fraction de saturation aqueuse de l'atmosphère, calculée à 6 heures du matin, dans le mois de mars, a pour expression moyenne 90 centièmes, la tension moyenne de vapeur est égale à 13^{mm},69.

Ces mêmes éléments météorologiques, calculés à la même heure, au mois de juin, ont pour moyenne : le premier 90 centièmes et le second 21^{mm},40.

Par conséquent la fraction de saturation est restée la même : seule la tension a varié.

Si l'on prend ces éléments et qu'on les calcule à des heures différentes, mais sans changer les mois, on verra que la fraction de saturation peut tomber au-dessous de 90 centièmes, tandis, au contraire, que la tension de vapeur continue à progresser. Dans le même tableau, en effet, Borius donne comme moyenne, à une heure de l'après-midi.

à une heure après midi	mois de mars	Fraction de saturation	= 75 cent.
		Tension de vapeur	= 16,25 mm.
	mois de juin	Fraction de saturation	= 82 cent.
		Tension de vapeur	— 23,64 mm.

Donc, dans les deux cas, l'humidité relative est tombée au-dessous de 90 centièmes, tandis que la tension a progressé uniformément.

C'est précisément aux heures les plus pénibles du jour, sous les tropiques, celles où l'Européen se sent envahir par une torpeur invincible; où il sue abondamment; où la sensation d'un air humide, chaud et lourd est nettement perçue par lui; c'est alors qu'on constate le point le plus bas de la saturation de l'espace, et qu'au contraire on observe le chiffre le plus élevé de la tension de vapeur.

C'est donc bien ce dernier élément, exprimant l'humidité absolue, qui joue un rôle météorologique important et probablement même fondamental dans l'influence du climat tropical.

Aussi, lorsque, dans le langage courant, les auteurs d'hygiène ou de pathologie exotique accusent l'humidité de produire des influences dépressives ou morbigènes, tout en ayant en vue la fraction de saturation seule, ils emploient une expression qui cache une équivoque, en ce qui concerne les effets physiologiques ressentis.

La tension de la vapeur existante monte en effet beaucoup plus vite que la fraction de saturation : la première suit pour ainsi dire rigoureusement la marche de la température ; la seconde envahit moins vite l'espace atmosphérique, par suite d'une certaine lenteur dans la formation d'une nouvelle quantité de vapeur. C'est ce que Borius, particulièrement, a tenu à mettre en relief.

Aussi, l'examen des tableaux de météorologie et de pathologie des diverses contrées intertropicales (Dutrouleau, Borius) montre-t-il que la marche des maladies endémiques suit plus régulièrement celle de la température et de la tension de vapeur que celle de l'humidité relative.

Cette distinction étant faite, entrons dans l'analyse de l'influence des climats tropicaux.

Étant donné le sentiment unanime des observateurs aux pays chauds que l'humidité exerce une action sur l'organisme de l'Européen non acclimaté, et partant de ce principe que c'est la tension de la vapeur d'eau de l'atmosphère tropicale qui joue, à mon avis, le rôle prépondérant, j'énoncerai la proposition suivante :

C'est l'élévation de la tension de la vapeur d'eau, plus encore que la chaleur, qui est la cause de l'accélération de la respiration, de l'augmentation de pression vasculaire, de la sudation excessive, de l'hyperthermie légère et normale que présentent les Européens à leur arrivée dans les pays chauds.

Il n'entre pas dans ma pensée de prétendre que la chaleur de l'atmosphère ne puisse modifier le rythme respiratoire. Il est constant que le passage dans un air échauffé et par conséquent dilaté détermine, suivant le degré de température, des phénomènes allant, de la simple gêne avec accélération temporaire de la respiration, jusqu'à l'angoisse suffocante et l'anxiété respiratoire. Mais, outre qu'il faut pour cela des températures exceptionnelles, on peut dire que ce ne sont que des sensations momentanées, résultant d'une sorte de choc respiratoire ; telles, par exemple, celles qu'on éprouve dans une étuve sèche, dans un four. Il est vrai encore que, dans certains points du globe, la constitution météorologique estivale est capable de déterminer des phénomènes d'accélération respiratoire ; mais ils sont toujours de courte durée et ne représentent que des accidents passagers.

C'est ainsi que, durant certains jours de l'été, dans le Sahara, lorsque vente le siroco, l'atmosphère, comme embrasée, cause de l'anxiété respiratoire et modifie profondément le rythme. Pour produire de tels effets, il faut de hautes températures comme celles observées par Rohlfs, dépassant 50 degrés centigrades. (Rohlfs Reise von Tripolis nach der Oase Kufra, 1881.)

Mais ce sont là, il faut le reconnaître, des constitutions météorologiques exceptionnelles. Celle qui caractérise les pays tropicaux, en diffère par l'uniformité et la constance autant que par les caractères absolument tranchés de l'état physique. Tandis que l'air chaud du Sahara est sec, que les pluies y sont rares au point de ne pas s'y montrer durant des années entières, l'atmosphère des régions subéquatoriales, maritimes ou continentales renferme constamment une énorme quantité de vapeur d'eau.

Cette eau, nous l'avons vu, a une tension variable, qui progresse suivant la chaleur du jour ou des saisons. Or cette tension est comprise, bien évidemment, dans le chiffre accusé par le baromètre comme représentant la pression atmosphérique. Si on l'en retranche, on se trouve en présence d'une pression insuffisante de l'air proprement dit.

Cette constatation donne la raison physiologique de l'accélération du rythme respiratoire et de l'ampleur plus grande de la spirométrie que l'on observe chez les nouveaux arrivants sous les tropiques. Ces phénomènes, sont-ils des actes de suppléance, comme on l'a dit? J'inclinerais plutôt à croire qu'ils accusent la souffrance de l'organisme, et qu'ils constituent un accroissement de la mécanique respiratoire, sans travail utile. Une respiration plus ou moins accélérée ne peut rien changer à la pression de l'oxygène, qui règle les conditions de l'endosmose pulmonaire. Si cette pression fléchit, l'oxygène se présentera au contact des parois alvéolaires en tension insuffisante pour passer. Par conséquent l'hématose sera incomplète ; d'où une certaine gêne respiratoire, et partant de l'anxiété et de l'accroissement du nombre des mouvements thoraciques.

C'est ce qui arrive sur les grandes hauteurs ; c'est encore ce qu'on observe dans les mines insuffisamment aérées. Dans tous les cas, comme l'a si bien montré P. Bert dans ses mémorables expériences (*Leçons sur la respiration*), ce n'est pas l'oxygène qui fait défaut, attendu qu'il y en a toujours plus que le poumon ne peut en absorber, mais bien sa tension qui est insuffisante.

C'est ainsi que les choses se passent sous les tropiques. Ce qui, dans l'air des pays chauds, diminue l'absorption de l'oxygène, c'est la tension de la vapeur d'eau qui, entrant dans la composition de la colonne barométrique, abaisse la tension propre de l'air sec, et la rend insuffisante.

Prenons la moyenne annuelle de la pression barométrique de Brest qui est de 760 mm. ; retranchons-en la moyenne annuelle de la tension aqueuse, soit environ 9 mm. ; la pression de l'air sec sera donc de 751 mm.

Faisons maintenant le même calcul avec les mêmes éléments, empruntés à un climat intertropical, le Sénégal, par exemple. D'après Borius, la pression barométrique moyenne de l'année y est de 757^{mm},7 ; déduisons la pression de la vapeur d'eau, d'après la moyenne annuelle fixée par cet observateur, et qui est de 19^{mm},7, nous aurons ainsi pour pression de l'air sec 738. — Pour l'Européen passant de Brest à Saint-Louis du Sénégal la pression de l'air sec respirable aura donc baissé de 751 à 738, soit de 13 mm. de mercure. Voilà la cause anémiante, la cause prohibitive d'une absorption d'oxygène adéquate aux besoins habituels de l'émigrant venu d'Europe. Joignons-y l'effet nuisible de la chaleur qui empêche l'oxygène, comme l'ont montré Mathieu et Urbain, de se fixer avec énergie aux globules du sang. La représentation de la pression de l'air sur nos poumons par le chiffre qui exprime la hauteur totale de la colonne barométrique est donc une valeur absolument fausse ; il est fâcheux qu'elle ait été jusqu'ici maintenue dans nos calculs ; elle doit en être dorénavant écartée. Les hygiénistes doivent ne s'occuper que de la pression de l'air sec, selon l'ancienne proposition de Kaemtz.

Telle est, au point de vue de l'absorption de l'oxygène, l'action réelle de la tension de la vapeur d'eau atmosphérique aux pays chauds.

Mais ce n'est pas là son seul rôle, ni, à mon avis, le plus considérable. Il en est un autre qui intéresse au plus haut point l'hygiène et l'étiologie des maladies exotiques. Il s'agit d'une action physiologique à laquelle on ne paraît pas avoir beaucoup pensé, car on n'en trouve pas l'explication dans les auteurs, même chez ceux qui l'ont observée et relatée. Par cette action, la tension élevée de la vapeur d'eau atmosphérique des pays chauds détermine chez l'Européen des modifications physiologiques que je rangerai sous quatre chefs :

a) La température normale, chez l'Européen récemment immigré aux pays chauds, s'élève par le fait d'une moindre déperdition des calories produites ;

b) Le volume de la masse générale du sang s'accroît ;

c) La pression générale s'élève dans le réseau vasculaire ;

d) La tension veineuse intra-hépatique, particulièrement dans le réseau porte, subit un accroissement marqué.

Rappelons que l'homme produit incessamment de la chaleur, et que, s'il ne la perdait pas, au fur et à mesure de sa production, elle s'emmaganiserait dans son corps et élèverait bientôt sa température. Comment celle-ci se maintient-elle au voisinage de 37°, chiffre admis comme exprimant le niveau normal? Tout simplement par l'exercice physiologique des propriétés de régulation qui sont au nombre de six :

1° Par l'échauffement de l'air inspiré ;

2° Par l'exhalation de vapeur d'eau pulmonaire ;

3° Par l'évaporation cutanée ;

4° Par le rayonnement ;

5° Par le contact ;

6° Par la secrétion urinaire et l'excrétion intestinale.

Je laisse de côté les calculs qui démontrent la part respective de chacune de ses fonctions dans la régulation de la chaleur humaine. Ces calculs sont faits dans tous les traités de physique médicale, et dans les ouvrages de physiologie. Je rappelerai seulement que les cinq premières ont une grande valeur et que la sixième en a une presque négligeable.

Chose digne de remarque, ce sont précisément les cinq premières, les plus importantes dans nos climats, qui sont affaiblies aux pays chauds.

La première, parce que l'air extérieur est à une température généralement très élevée, et voisine de celle de l'air résidual pulmonaire ; et que, par conséquent, le nombre de calories utilisées par l'Européen pour échauffer l'air plus froid de son pays d'origine est ici de beaucoup inférieur.

La seconde et la troisième, parce que la tension de la vapeur d'eau atmosphérique, toujours élevée dans les pays chauds, surtout pendant les hivernages où l'espace est, en outre, pour ainsi dire saturé, s'oppose à la vaporisation active de l'eau d'exhalation pulmonaire et cutanée. Dans ces conditions, les sueurs les plus abondantes, contrairement à une opinion très répandue, mais absolument insoutenable, ne sont qu'une cause d'épuisement ; elles coulent sur les téguments, mais ne se vaporisent pas ; elles tombent, pour mieux dire, au rang de la sécrétion urinaire, comme valeur de refroidissement du corps. Qu'on cesse donc de les citer toujours, dans les traités ou les écrits de pathologie exotique, comme des sueurs utiles et préservatrices ; elles ne sont, elles aussi, qu'un phénomène de souffrance quand la vaporisation fait défaut.

Enfin, la quatrième et la cinquième des voies de déperdition du calorique produit par l'homme sont considérablement amoindries dans les pays chauds. La raison péremptoire en est que la température extérieure et la température de l'homme n'offrent généralement qu'un faible écart.

Ces conditions nouvelles dans lesquelles s'exercent les fonctions physiologiques de l'Européen qui vient d'arriver dans les pays chauds, ont, pour premier et constant résultat, de restreindre, dans une certaine mesure, les déperditions du calorique produit. Mais ce n'est pas, ainsi que quelques écrivains l'ont à tort supposé et écrit, par absorption du calorique ambiant que la température de l'Européen s'élève d'environ d'un demi-degré ; c'est parce qu'il vaporise moins et qu'il retient, par suite, un certain nombre de calories.

Telle est l'influence de la tension de la vapeur d'eau dans l'atmosphère intertropicale. Elle prohibe, dans une mesure directement proportionnelle, le dégagement de vapeur d'eau pulmonaire ; elle s'oppose à l'évaporation cutanée ; et par là, unissant ses effets à ceux de la température du milieu, elle restreint les pertes caloriques. Cette action toute physique justifie la première des quatre propositions que j'ai émises.

Si la vapeur d'eau est retenue dans le sang, il en résulte pour la masse générale de ce liquide une augmentation sensible. Je sais bien que la fonction sudorale, en s'activant, aurait pour résultat de rétablir l'équilibre. Mais il faut compter ici, avec l'apport considérable que fournit la ration de boisson dont le taux représente, aux pays chauds, un coefficient double, triple, et quadruple même de celle consommée en Europe. Avant que le liquide de cette ration, qui consiste principalement en eau, ait été évacué par les glandes sudoripares, il passe dans le système porte, puis dans la circulation générale ; il s'ajoute donc temporairement au sérum sanguin, dont il accroît ainsi notablement le volume. C'est là une vérité absolue, inattaquable, et qui ne peut être niée. Par conséquent, la masse séreuse du sang chez l'Européen aux pays chauds est sensiblement accrue. Le volume du sang augmentant, il en résulte un accroissement parallèle dans la pression générale de ce liquide ; elle est déterminée par la résistance des parois vasculaires. Voilà l'explication de l'élévation de la tension du pouls qui a été observée chez les Européens, et dont on trouve des courbes explicites dans l'excellent travail de Jousset.

C'est enfin dans l'augmentation de la partie aqueuse du sang que se trouve la signification vraie de l'hydrémie des anciens, de la pléthore *ad vasa* de Ridereau, et aussi, je n'ai pas besoin de l'ajouter, de l'anémie par hypoglobulie de quelques écrivains de l'époque. Quand on y aura réfléchi, l'hématimétrie n'aura pas toujours pour conclusion l'anémie pathologique, consécutive à une diminution absolue du nombre des globules ; elle n'exprime guère, je l'ai dit plus haut, qu'une rupture du rapport normal du nombre des hématies au volume du sang, par suite de l'accroissement de ce dernier [1].

Ainsi, la quantité absolue du sang se trouve momentanément accrue et, corollaire inévitable, la pression s'élève dans le réseau vasculaire ;

[1] J'admets, comme conséquence de cet état d'hydrémie, un certain degré de lixiviation du sang avec tendance à la dégradation de sa matière colorante d'où l'hémaphéisme tropical si fréquent chez les Européens, en dehors même d'antécédents morbides définis.

c'est la formule sous laquelle j'ai exprimé la seconde et la troisième proposition.

Quant à la quatrième, elle tend à rajeunir une vieille opinion maintes fois combattue et qui consiste à attribuer au foie, chez l'Européen dans les pays chauds, une suractivité fonctionnelle.

Il faut que ceux qui l'ont niée s'inclinent devant la réalité des faits : cette suractivité existe. A vrai dire, ce n'est pas là encore une fonction de suppléance dévolue au foie pour compenser par l'utilisation des déchets carbonés l'insuffisance de l'hématose pulmonaire. Mais il est tout au moins surprenant qu'on ne se soit pas rendu un compte précis du changement survenu dans la circulation hépatique.

En effet, tandis qu'il y a rétention d'eau dans le sang, par suite d'une diminution dans l'exhalation aqueuse pulmonaire, l'Européen double et triple sa ration de liquide, sous l'incitation des sueurs activement sécrétées. Or, la majeure partie des liquides ingérés passe par le réseau porte avant de se rendre dans la circulation générale.

Ne voit-on pas, dès lors qu'un réseau vasculaire aussi fermé que le réseau porte hépatique, qui reçoit une quantité de liquide régulièrement double ou triple de celle que d'habitude il recevait, subira forcément un accroissement proportionnel d'activité circulatoire ?

Et maintenant, si nous appliquons à la pathogénie des maladies exotiques les données rationnelles que je viens d'exposer, que voyons-nous ?

Prenons les affections les plus immédiatement en rapport avec ces données, et cherchons, par elles, à nous rendre compte de la genèse des fièvres de la chaleur. Cette genèse peut se faire suivant deux modes ; l'un est assez fréquent aux pays chauds et s'observe dans les climats particls secs et brûlants, tels que la mer Rouge, le Sahara ; l'autre y est de beaucoup le plus répandu et s'observe dans les climats humides, particulièrement pendant les hivernages.

Dans le premier mode l'Européen, dont la température normale se trouvait réglée à 37°, je suppose, est exposé accidentellement à une température atmosphérique ambiante dépassant de beaucoup ce degré ; il y a par suite, non plus seulement arrêt dans les déperditions par diminution du pouvoir émission, mais encore, peut-être, absorption du calorique extérieur. Ces deux circonstances se combinent, se surajoutent ; il en résulte une rétention du calorique produit par l'organisme, renforcée du calorique absorbé. On aura alors les fébricules, les fièvres ardentes, éphémères, de l'Inde, de la mer Rouge, du Sahara. C'est à ce groupe qu'il faudra joindre les formes de coup de chaleur observées dans ces mêmes contrées. Elles ne sont, en réalité, que l'expression la plus complète et la plus énergique des formes précitées.

Mais cette pathogénie est connue et je n'insiste pas. En voici une autre qui ne l'est pas assez, concernant les mêmes états morbides, et qui dérive entièrement de l'influence exercée sur l'organisme dans les pays chauds et humides, par la tension de la vapeur d'eau atmosphérique.

Lorsque, par le fait de l'élévation de cette tension, l'exhalation de la vapeur d'eau pulmonaire et la vaporisation de la sueur sont en déficit, il y a purement et simplement diminution dans les pertes. Le calorique produit s'accumule donc dans l'organisme. Si ce déficit n'est pas constant, si la fraîcheur relative des nuits et la condensation qui s'y fait de la vapeur d'eau abaissent la tension de cette dernière, alors il y a compensation, régulation, si l'on veut, et l'élévation thermique ne se montrera que pendant le jour, coïncidant avec l'élévation de la tension de la vapeur atmosphérique, pour revenir la nuit suivante au taux normal. C'est ce que nous montre précisément l'observation. (Jousset.)

Mais si, au lieu de cette circonstance favorable, la tension de la vapeur d'eau de l'atmosphère varie peu de nuit ou de jour et se tient à un chiffre élevé de millimètres de mercure, comme cela a fréquemment lieu pendant les hivernages, alors on voit se développer épidémiquement ces fébricules, ces fièvres éphémères, ces synoques bénignes qui consistent en une simple hyperthermie et qui ont vraiment mérité le nom de fièvres climatériques, de fièvres de chaleur. Celles-ci sont produites entièrement par une diminution continue dans les pertes et par une rétention progressive du calorique. Mais ce n'est pas tout. A ces états fébriles, vient fréquemment s'ajouter, à titre de complication clinique, ce qu'on a appelé l'état bilieux. De là ces fièvres bilieuses simples, si fréquentes pendant les hivernages.

« L'état bilieux, dit Corre, dans son excellente étude sur les fièvres des pays chauds, consiste dans un ensemble de phénomènes qui se rattachent à un trouble de la fonction hépatique. Il se manifeste sous l'influence des conditions qui augmentent l'activité secrétoire du foie et déterminent la polycholie, ou diminuent l'excrétion de la bile, dont les matériaux sont résorbés. Ces conditions sont communes dans les pays chauds, où la chaleur humide maintient le foie dans un état d'hypérémie que les uns considèrent comme active (fonction hépatique compensatrice de la fonction respiratoire amoindrie), les autres, comme primitive (atonie générale des organes), et produit un état catharral des voies digestives, auquel les canalicules biliaires participent d'emblée ou secondairement. »

Ainsi, l'auteur consacre le fait de l'influence d'une chaleur humide sur la constitution de l'état bilieux; c'est l'opinion constante des observateurs qu'il faudrait tous citer, Thévenot, Dutroulau, Barthélemy-Benoît, Pellarin, Bérenger-Féraud, Ballot, etc., etc.

Vienne une circonstance décisive, une cause énergique qui élève subitement, par rétention, la partie aqueuse du sang, comme, par exemple, une brusque suppression des sueurs; et, de l'état d'hypérémie hépatique surgira l'état bilieux, susceptible de se mêler à des appareils morbides divers, auxquels sera acquise sa caractéristique spéciale.

Mais, avant toute influence déterminante, il faut bien se rendre compte que l'état d'hypérémie, dont parlent les divers auteurs, n'est dû ni à l'une ni à l'autre des explications jusqu'ici admises, et qu'il dépend, ainsi que la tendance naturelle à la polycholie, de la surcharge active du système porte.

On voit donc que, par une filiation naturelle des faits, la tendance à l'hyperthermie, aux fièvres simples, aux fièvres bilieuses, procède de l'insuffisante déperdition de calorique, d'une part, et, d'autre part, de la suractivité circulatoire de l'organe hépatique. L'une et l'autre reconnaissent pour cause première une influence météorologique, la tension de la vapeur d'eau dans la chaude atmosphère de la zone intertropicale.

Ainsi, voilà tout un groupe d'états morbides dont la pathogénie trouve une explication légitime, scientifique, dans l'action des éléments cosmiques. Sans doute, il ne s'agit pas, je le reconnais, du groupe des maladies infectieuses. Mais, croit-on que les modifications physiologiques, survenues chez l'Européen immigré aux pays chauds, soient sans influence, au moins préparatoire, dans la genèse de ces dernières? Il suffit de poser la question pour la résoudre. Qu'on parcoure les ouvrages estimés de Dutroulau, de Cornillac, de Corre, etc., etc., la multitude, impossible à dénombrer ici, des thèses et monographies diverses publiées sur les maladies infectieuses des pays chauds, et notamment sur le typhus amaril; on est aussitôt frappé de la préoccupation, du soin unanime avec lequel ces auteurs insistent sur la constitution médicale qu'on pourrait appeler prémonitoire, du plus redoutable des fléaux de nos colonies. Toujours et partout la fièvre jaune trouve dans la constitution médicale qui précède ou accompagne son importation ou sa genèse sur la place des circonstances météorologiques, principalement caractérisées par une chaleur et une humidité insolites; et par ce dernier terme on sait maintenant ce qu'il convient d'entendre.

D'ailleurs la barrière opposée par l'altitude à la propagation de la fièvre jaune montre assez que la spécificité de son germe est, à un certain degré, tenue en échec par l'abaissement de la température et aussi par celui de la tension de la vapeur d'eau. Peut-être cela vient-il de ce que, sur les hauteurs, la composition du sang de l'Européen est moins séreuse, par suite d'un meilleur fonctionnement des exhalations pulmonaire et cutanée? On pourrait admettre, dans cette hypothèse, que le sang, sur les altitudes, n'est plus apte à la culture du germe pathogène de la fièvre jaune, par suite de l'augmentation de ses qualités plastiques et d'une absorption plus considérable d'oxygène.

CONCLUSIONS

En résumé, l'influence dominante, dans les pays chauds, c'est la tension de la vapeur d'eau atmosphérique.

a) Plus elle s'élève et plus s'abaisse la pression de l'air sec; d'où insuffisante tension de l'oxygène, et par suite réduction de l'hématose.

b) Plus elle s'élève et moins énergiques sont l'oxhalation pulmonaire et l'évaporation cutanée. Par suite il y a augmentation de la partie séreuse du sang, marche progressive de l'hydrémie (pléthore coloniale des anciens), rétention de calorique et tendance à l'hyperthermie pathologique.

c) La rétention dans le système circulatoire de la quantité de vapeur d'eau non exhalée par la surface pulmonaire augmente la pression générale. Il y a répercussion vers le réseau cutané, déjà dilaté par la chaleur ; d'où suractivité de la sécrétion sudorale.

d) Ce phénomène détermine à son tour une exagération de la sensation de soif, et pousse l'Européen à augmenter, souvent d'une manière immodérée, le régime des boissons. Il en résulte une absorption insolite de liquide qui vient augmenter notablement la pression du système porte, rend le foie turgide, et pousse à la polycholie.

e) Enfin la quantité de boisson introduite ainsi dans l'estomac, d'une manière régulière, arrive bientôt à en émousser l'énergie musculaire. Les fonctions digestives se ralentissent. A cette faiblesse des parois musculaires se joint, sous l'empire de sueurs abondantes et permanentes, une perversion du suc gastrique ; les aliments séjournent dans l'estomac et sont élaborés incomplètement. Si des états morbides aigus ne se montrent pas encore, il y a cependant déjà, après un certain temps de séjour aux pays chauds, chez un grand nombre d'émigrants intempérants de régime et oublieux de règles de l'hygiène, un état accusé de dépérissement organique.

En conséquence, les climats chauds sont d'autant plus nuisibles à l'organisme de l'Européen, *a priori*, qu'ils sont caractérisés par l'élévation de plus en plus grande de la tension de vapeur atmosphérique.

De même que, pour un climat équatorial donné, la saison sèche est la plus salubre par suite de l'abaissement de cette tension, et la saison de l'hivernage la plus malsaine pour le motif inverse ; de même aussi, sous une même bande isotherme, la plus salubre des contrées qui y sont comprises sera celle qui offrira la moindre tension de vapeur, quand bien même le chiffre de la température y serait plus élevé que dans les autres.

Cela revient à dire que la constitution du sol superficiel et son régime fluvial ou lacustre doivent être pris en sérieuse considération, comme étant capable de régir directement la tension aqueuse de l'atmosphère, soit pour l'élever, soit pour l'amoindrir. Cela signifie aussi que l'altitude, amenant une chute de cette tension, joue entre les tropiques et l'équateur un rôle favorable à l'acclimatation.

Aussi tous ces éléments physiques méritent-ils de fixer l'attention de l'hygiéniste appelé à donner à l'Européen émigrant aux pays chauds les indications et les conseils que comportent les exigences d'un établissement.

CHAPITRE III

RÈGLES D'HYGIÈNE PRATIQUE

§ 1er. — Choix du lieu.

L'établissement des colonies dans la zone intertropicale a toujours été jusqu'ici commandé par une nécessité fondamentale. Les nouveaux arrivants, ayant la plupart du temps à redouter l'hostilité des indigènes et n'osant s'aventurer dans l'intérieur des terres, demeurent sur le rivage. Avoir la mer libre, c'est-à-dire la communication assurée avec la mère patrie, est une condition indispensable à leur sécurité. De plus, l'embouchure des rivières, où les estuaires des grands fleuves avec leurs plaines alluvionnaires fertiles offrent généralement à leurs premiers établissements des espaces immédiatement utilisables pour la culture. Mais ces nécessités sont loin de s'accorder avec l'hygiène. Sans parler du paludisme tropical et des fléaux épidémiques qui sévissent dans ces localités riveraines des fleuves et de la mer, et qu'engendrent ou entretiennent des terrains bas et le plus souvent inondés, il convient de remarquer que ces établissements ont à supporter dans toute sa force l'influence du climat. La température et la tension de la vapeur d'eau y atteignent le maximum, par rapport aux localités voisines plus élevées. Cependant, on ne saurait recommander l'abandon systématique des rivages tropicaux. Les nécessités du commerce maritime priment toute autre décision, quand il s'agit de créer un port destiné à mettre en relation la colonie naissante avec l'Europe. Seulement, il faut entourer ces créations de toutes les garanties réalisables en hygiène publique, de manière à diminuer, à écarter même, si c'est possible, toutes les influences nuisibles procédant du climat local.

Il est peu de baies, d'anses, de plages même foraines qui ne soient, dans un rayon plus ou moins rapproché, entourées de hauteurs. C'est sur ces hauteurs qu'il convient d'établir les habitations permanentes.

Si faible que soit l'altitude, l'Européen, en s'y établissant, y trouve des conditions meilleures que dans la plaine. L'air y est plus pur et mieux ventilé ; le sol en pente permet l'écoulement des eaux pluviales et retient une moindre proportion d'humidité. Si la température du jour n'y est pas toujours moins forte, l'abaissement nocturne y est plus prononcé, par suite d'un renouvellement plus actif des couches de l'atmosphère que déplace plus aisément la brise.

Cette différence est bien sensible dans un grand nombre de localités des tropiques. Certaines villes aux Antilles et à la côte ferme d'Amérique sont bâties en amphithéâtre. Les bas quartiers ressentent, la nuit, une chaleur lourde et parfois très pénible, tandis que les hauts quartiers éprouvent une réelle fraîcheur.

La différence de température entre deux habitations situées, l'une dans le bas, l'autre dans le haut, peut atteindre pendant la nuit 3 et 4 degrés centigrades.

Qu'il s'agisse, au surplus, d'une agglomération urbaine ou d'une habitation isolée, l'élévation au-dessus des plaines basses est toujours préférable, surtout aux pays chauds.

Le sol de ces plaines, ai-je dit, est presque toujours très humide. Il arrive souvent que la couche d'alluvion superficielle est d'une richesse extrême en débris organiques, provenant de végétaux et d'animaux en décomposition.

On a attribué à ces alluvions un rôle considérable dans la pathogénie de la dysenterie, et particulièrement en Cochinchine, dans le Bengale, au Sénégal et aux Antilles. Il est certain que l'habitation bâtie sur un semblable terrain où fermentent tant de principes organiques sous l'ardeur du soleil offre des conditions tout à fait défectueuses. Les émanations du sol vicient l'air et le chargent d'éléments morbigènes. C'est surtout le paludisme qui est ici en cause. Lorsque, le soir ou le matin, la vapeur d'eau tend à se précipiter et se condense en un nuage flottant au-dessus du sol, les rez-de-chaussée offrent des dangers incontestables au point de vue de l'infection malarienne.

Les cases des indigènes, dont le sol forme le plancher, sont des foyers palustres dans les contrées marécageuses et alluvionnaires de l'Amérique centrale, de l'Orénoque, des Guyanes et de l'Amazone. Il ne paraît pas que celles des insulaires de la Polynésie, construites sur un terrain corallin, offrent les mêmes inconvénients. Les rivages de la Nouvelle-Calédonie, de Tahiti, des Sandwich, de Fidji, etc., bordés de récifs de coraux, passent pour être très peu paludéens. Bien qu'ils ne soient pas certainement aussi indemnes que les premiers voyageurs le crurent et qu'on l'admet encore généralement, il n'est cependant pas douteux que la constitution madréporique de leur sol est hygiéniquement supérieure aux argiles et aux alluvions riches en débris végétaux.

L'air voisin du sol de ces régions n'est pas le seul élément suspect. L'eau potable, empruntée soit aux criques, soit aux puits forés dans ces terrains, est trop fréquemment mélangée de principes organiques pour ne pas être considérée comme un facteur étiologique important dans la genèse des maladies endémiques. Il est probable qu'elle est susceptible de donner la fièvre intermittente par ingestion directe d'organismes malariens. Il est non moins probable, il est même certain qu'elle cause la dysenterie. Au même titre on doit considérer qu'elle est le mode le plus fréquent de la propagation du choléra et de la fièvre typhoïde. De même enfin et d'une manière générale, elle sert de véhicule aux parasites du tube digestif, toutes les fois que les puits sont creusés dans des terrains perméables et souillés par des infiltrations organiques venant de la superficie. Au voisinage des centres habités, les œufs des helminthes, entraînés par ces infiltrations, pénétrent dans la nappe souterraine; tels les ténias, les nématoïdes (anguillules, filaires), etc., etc. Je ne parle pas des infusoires qui abondent dans les alluvions riches en humus, provenant des végétaux morts. Les eaux chargées d'infusoires doivent être considérées comme très capables d'engendrer les affections du tube digestif (catarrhes simples, diarrhées dysentériques, dysenteries vraies, etc.).

Pour toutes ces raisons on doit éviter de se fixer dans les alluvions, et si la nature géographique des lieux ne permet pas de les éviter comme en Cochinchine ou dans le delta du Tonkin, par exemple, il faut diriger tous les efforts de l'hygiène pratique vers une amélioration rationnelle du terrain.

Si les moindres reliefs du sol, si les accidents de terrain de quelques mètres d'élévation sont préférables au niveau des plaines basses, à plus forte raison l'Européen doit-il, quand il le peut, rechercher les véritables hauteurs, c'est-à-dire les altitudes.

En faisant ainsi, il se dérobe non seulement aux influences miasmatiques du sol et de l'atmosphère voisine du sol, mais encore il se place dans des conditions climatériques absolument favorables.

L'altitude abaisse la température, la tension de vapeur d'eau de l'atmosphère y diminue notablement. Le rayonnement, comme je l'ai déjà fait remarquer, y est plus vif et la ventilation plus énergique et plus efficace.

C'est en gagnant les hauteurs que les nouveaux venus dans une contrée intertropicale parviennent à fonder de solides et durables établissements. Les Espagnols au Mexique, au Pérou, dans la Nouvelle-Grenade, dans l'Equateur, ont assuré l'avenir de leur domination en s'établissant fortement dans tout le massif des Andes.

Aux Indes orientales, les Anglais, préoccupés d'assurer à leurs troupes d'Europe des garnisons salubres et de soustraire leurs convalescents aux influences dépressives de la plaine, ont créé des sanitaria et même d'importantes résidences d'été sur les contreforts élevés de l'Himalaya et des Ghattes.

Il en est de même dans leurs établissements de la côte occidentale d'Afrique. A Sierra-Leone, leur garnison occupe les hauteurs avoisinantes. A la Jamaïque, les établissements de Stony-Hill sont un refuge excellent contre les fièvres et la lourde température qui accablent les Européens sur le rivage ou dans l'intérieur au niveau de la mer.

La mortalité des troupes était, au commencement du siècle, d'environ 13 p. 100 Elles résidaient alors au niveau de la mer. En 1843, on les place sur les hauteurs et aussitôt la mortalité tombe à 5 p. 100 (Ranald-Martin). Il y a quinze ans, d'après Donnet, la mortalité n'était plus que de 0,15 p. 100

Les colonies françaises offrent aussi de nombreux établissements d'altitude où l'hygiène du sol et de l'atmosphère est excellente. Les massifs montagneux de la Martinique, de la Guadeloupe, de la Réunion, sont réputés pour leur salubrité. Dans les deux premières colonies la fièvre jaune ne sévit plus sur les hauteurs, le paludisme s'atténue et les malades provenant des villes du littoral y recouvrent rapidement leurs forces. La morbidité y est moitié moindre que dans les plaines (Carpentier, *Archives de médecine navale*, 1873), les hauteurs entre 500 et 800 mètres, offrent dans ces climats tous les avantages désirables. Si elles n'ont pas l'abaissement diurne de la température qu'offrent les sanitaria des Indes, elles ont en leur faveur une plus grande constance de climat. Les écarts nycthéméraux des sanitaria de l'Himalaya sont trop considérables ; il y a souvent 25° de différences entre les températures extrêmes de la nuit et du jour. Les refroidissements y sont tels que les indigènes venus de Calcutta avec les Européens y tombent malades et ont beaucoup de peine à supporter le changement de résidence. Les Européens eux-mêmes y contractent des affections rhumatismales ; celles du tube digestif y sont fréquentes, et les médecins des Indes ont décrit une diarrhée des hauteurs, la Hill's Diarrhéa ou Hill trot (*Travaux de Morehead, Moore, Horton*). Cette affection se montre à Simla et dans beaucoup d'endroits de l'Himalaya (Ranald-Martin). Au contraire, en se tenant à une limite supérieure, 1,000 mètres par exemple jusqu'au 20° parallèle, je suis convaincu que l'Européen se trouve dans de suffisamment bonnes conditions climatériques. Quoi qu'il en soit, le climat des altitudes dans les régions tropicales favorise l'acclimatation par les moyens suivants.

L'abaissement de la température moyenne, qui se rattache physiquement à l'élévation au-dessus du niveau de la mer, entraîne, à son tour, une diminution dans la tension de la vapeur d'eau de l'atmosphère ; diminution d'autant plus sensible que le rayonnement nocturne est plus vif et que la condensation aqueuse est plus puissamment favorisée sur la superficie du sol.

Dans ces conditions, l'évaporation pulmonaire et cutanée gagne en activité, et l'équilibre de la température du corps se maintient plus facilement que dans les régions basses. De plus, s'il est exact que la chute de la colonne barométrique suive non moins fidèlement que la température la progression de l'altitude, il est non moins exact que le déficit, pouvant provenir de la diminution de pression de l'oxygène est largement compensé par une absorption et une fixation plus aisée de ce gaz dans le sang, par suite de l'abaissement de sa température.

Aussi, quel que soit le degré d'anoxhémie qui atteigne physiologiquement les habitants des hauts plateaux, comme au Mexique, par exemple, vaut-il encore mieux le subir que de contracter dans les terres chaudes l'anémie grave, l'anémie tropicale, c'est-à-dire progressive et morbide.

Si les hauteurs offrent ainsi des conditions physiques capables de rendre plus facile l'établissement de l'Européen dans les pays chauds, la nature du sol, je l'ai déjà dit à propos des alluvions, est susceptible de l'influencer dans divers sens, et d'être nuisible ou utile suivant le cas.

On doit, autant que possible, rechercher des assises géologiques à stratification inclinée. Les roches azoïques des terrains primitifs sont les meilleures. Compactes et imperméables, elles facilitent l'écoulement des eaux qui proviennent de la superficie : celles-ci, rencontrant un plan incliné, vont former, vers les points déclives, dans les vallées ou les plaines, au pied des hauteurs, des nappes d'eau de bonne qualité. Le terrain qui recouvre ces assises est ainsi rendu plus sec. Au contraire, si l'assise est horizontale, même avec des roches primitives, il se constitue une nappe *in situ* qui contribue, bien que formée d'une eau de composition salubre, à rendre le sol superficiel moins hygiénique, par suite de son imbibition. A plus forte raison, si l'assise rocheuse est de nature calcaire. Dans les terrains secondaires, les couches de calcaire oolithique, de marne, de gypse et d'argile donnent naissance, surtout lorsqu'elles sont horizontales, à des cuvettes palustres, où l'eau s'accumule en se chargeant de principes calcaires ou argileux en excès. Les débris organiques venus de l'humus superficiel trouvent dans ces cuvettes un milieu essentiellement favorable à leur décomposition.

Ils s'y fixent par défaut d'écoulement, s'y accumulent et fermentent.

Les fondations d'une maison reposant sur un sol de cette nature exposent les habitants à tous les dangers de l'infection malarienne ou typhique. Le mélange, en effet, dans le sol avoisinant l'habitation, des débris de toute sorte, végétaux ou animaux, avec infection fécale possible, détermine des infiltrations de nature dangereuse. Non seulement les fondations exposent à des périls, par suite de la pénétration de l'humidité dans leurs matériaux, mais encore et surtout le voisinage immédiat d'une nappe d'eau organiquement souillée présente l'inconvénient grave d'altérer les eaux potables. Cet inconvénient est surtout à redouter dans les pays chauds où les fermentations sont extrêmement actives dans le sol. Les eaux des puits des régions marécageuses de l'Indo-Chine, forés en terrains argileux, sont riches en substances végétales, en algues, en infusoires, et contribuent probablement à la genèse des affections du tube digestif.

Il faut donc, dans le cas où l'on s'établit sur un terrain calcaire à stratification horizontale, adopter un dispositif de drainage du sol. Celui-ci ne serait nullement nécessaire avec des terrains inclinés, surtout avec ceux d'origine primaire. C'est ce que nous verrons en parlant de l'amélioration du terrain.

En somme, plus la situation générale du terrain est basse et voisine du niveau de la mer, plus on doit éviter les terrains calcaires ou argileux. Les sables sont infiniment préférables ; lorsqu'ils constituent une couche épaisse, ils offrent une stabilité suffisante pour la construction de l'habitation, laquelle, dans les pays chauds, doit être, avant tout, légère et peu élevée. De plus, étant très perméables, les sables à couches superposées laissent filtrer très profondément l'eau de la superficie. La nappe souterraine s'éloigne de la surface et celle-ci est sèche et salubre. C'est ainsi que se présentent les oasis du Sahara ; elles sont formées d'un beau sable assez compacte, ayant peu d'humus, et renfermant, par conséquent, peu de substances organiques. Les eaux sont profondes, limpides et généralement potables.

Malheureusement les rivages n'offrent pas dans la zone intertropicale des surfaces analogues au Sahara. Les alluvions descendues des hauteurs par l'entraînement pluvial forment des couches riveraines riches en humus organique.

Les plages des baies n'offrent guère que des sables mobiles, impropres à un établissement sérieux, sauf sur les rives des estuaires des grands fleuves d'Afrique et d'Amérique. Encore ces sables sont-ils mélangés d'argile et d'alluvions organiques.

Partant de ces considérations générales, je me résumerai en disant que le choix du lieu destiné, dans les pays chauds, à servir d'établissement au colon européen doit satisfaire aux règles suivantes :

a) Rechercher les hauteurs, quelle que soit leur cote, pour obtenir le bénéfice d'une réduction de la température et de la tension de la vapeur d'eau atmosphérique, soit par le fait de l'altitude seule, soit par celui de l'altitude et de la ventilation combinées.

b) Adopter les collines en plateau à inclinaison sensible, et s'établir près du sommet.

c) Préférer les roches primitives, granits, gneiss, porphyres, etc., aux roches calcaires, aux argiles, aux schistes compacts, etc. Dans tous ces terrains, l'horizontalité des couches dures et peu perméables offre des inconvénients. Il faut, autant que possible, rechercher les couches inclinées, permettant l'écoulement de la nappe.

d) Chercher une orientation qui permette, autant que possible, et en tenant un compte rigoureux des vents qui soufflent dans la région, de se soustraire à l'influence des plaines alluvionnaires et, principalement, des marais en activité.

§ 2. Amélioration du terrain.

La situation du lieu où s'élèvera l'habitation étant fixée, il reste à prendre des mesures destinées à améliorer le sol et à le rendre plus hygiénique.

Tout d'abord, il convient de déboiser ou débroussailler, suivant le cas. Il faut le faire avec méthode. Dans ce but, il est nécessaire de conserver, du côté du vent, et seulement s'il existe des marais dans l'aire qu'il parcourt, un rideau de bois suffisamment épais pour le briser et retenir les germes qu'il peut entraîner avec lui. Dans les régions intertropicales, soumises à des vents réguliers, alizés ou moussons, brises de terre ou de mer, cette précaution est facile à prendre. Il est toujours aisé d'orienter la maison, de manière à rendre cette disposition efficace. En plaine, et lorsque des marais sont dans le voisinage, ce serait une faute lourde que de déboiser totalement. S'il n'existe pas de bois de haute futaie, il est sage, en vue d'un établissement à demeure, de faire une plantation d'essences à croissance rapide, comme l'eucalyptus, par exemple, ou d'autres espèces de venue hâtive, empruntées à la flore du pays. Comme il vient d'être dit, le rideau d'arbres, constitué ou conservé, doit être placé entre la maison et le marais, dans le lit du vent, à distance suffisante pour que l'habitation soit bien protégée contre les effluves paludéennes.

A la rigueur, sur les coteaux, et à plus forte raison sur les collines ayant deux ou trois cents mètres d'élévation au-dessus des plaines, on pourra se dispenser de prendre cette précaution.

Le sol doit être débroussaillé avec soin. Pour le faire, le feu suffira dans la plupart des cas. Dans la partie réservée à la maison et au jardin, il faudra arracher les souches et retourner le sol en vue de sa mise en culture. Il sera utile, sur une ou plusieurs faces de l'habitation, et dans une étendue variable suivant les circonstances, de convertir le terrain préalablement débarrassé de sa végétation ordinaire en une prairie naturelle.

Une aire simplement gazonnée, sans couvert

d'aucune sorte, est éminemment salubre. Cette sorte d'esplanade, où végète une herbe épaisse, courte de tige, telle que la variété appelée herbe de Guinée, est entretenue par des fauchées méthodiques; elle n'a plus besoin d'être cultivée, et ne comporte plus de mouvements de terre.

L'accès de l'air se faisant librement sur toute cette surface, dans le périmètre immédiat de la maison, il en résulte des conditions prohibitives des miasmes telluriques. C'est un dispositif des plus pratiques, qu'il est nécessaire d'adopter uniformément.

Si le terrain est en coteau, à plan incliné, il est peu utile de se préoccuper du drainage du sol : il se fait naturellement. Toutefois, ainsi qu'il le sera dit, en parlant de la construction et de l'aménagement, il est nécessaire de prévoir une area disposée en ceinture autour de la maison, et communiquant avec un conduit souterrain. Ce dernier ayant une certaine pente, vient aboutir à la surface du sol, à une distance variable, suivant le coefficient de la pente générale.

Cette area et ce conduit seront des plus utiles dans les pays chauds, même sur les hauteurs. Au moment de l'hivernage, il tombe des grains si serrés et si abondants, que l'eau peut s'accumuler le long des murs et stagner plus ou moins longtemps avant d'avoir été emportée par la filtration.

L'area offre l'avantage, si elle est bien étanche, du côté de l'habitation, de servir de réservoir temporaire. Elle se décharge ensuite par le conduit collecteur.

En plaine, l'obligation de drainer sérieusement le terrain s'impose, quand bien même le sous-sol reposerait sur des assises rocheuses obliques.

La chute abondante et persévérante des pluies détrempe le sol, crée des cuvettes, des lagunes, des étangs temporaires. Aussi, non seulement il faut une area profonde, parfaitement étanche, mais encore il faut la faire communiquer avec des rigoles profondes qui soient de véritables drains où fossés d'épuisement. Ces fossés, bien qu'ayant une certaine pente vers l'espace environnant, conserveront malgré tout, pendant l'hivernage, une partie de l'eau tombée et drainée de la surface du sol. Mais du moins ce dernier, pouvant s'égoutter vers les canaux, sera moins boueux, moins marécageux, et par conséquent moins paludéen.

D'une manière générale, en plaine, il faut couper les alluvions par un système de canaux collecteurs. Cette règle doit être d'hygiène publique autant que d'hygiène privée. Ce qui est vrai pour la sécurité et la prospérité d'une habitation l'est aussi pour une collectivité rurale.

Si les pays inondés pendant l'hivernage avaient un régime de drainage bien conçu, il est infiniment probable que leur hygiène serait moins mauvaise qu'elle ne l'est actuellement.

Mais, sous le prétexte que les travaux de canalisation sont dangereux dans les pays chauds, on laisse des superficies immenses, comme dans les Guyanes, par exemple, ou sur les rives du Bas-Amazone, dégénérer en marais actifs.

C'est donc un cercle vicieux dans lequel on tourne et grâce auquel des contrées d'une grande et indéniable fertilité sont abandonnées sans culture.

CHAPITRE IV

CONSTRUCTION ET AMÉNAGEMENT

§ 1er. Matériaux de construction.

La chaleur, l'abondance des pluies et la permanence, à peu près générale dans les pays chauds, de l'humidité atmosphérique, exigent un choix particulier des matériaux pour la construction de la maison.

Il faut, en effet, que ses parois soient un obstacle à la propagation de la chaleur ; il faut encore qu'elles aient assez peu de porosité pour ne pas absorber la vapeur d'eau et la condenser dans leur épaisseur.

Les pierres compactes, le marbre en particulier, rempliraient parfaitement ce but. Mais, outre leur prix élevé qui ne permettrait pas leur emploi courant, on n'en trouve pas partout. D'autre part, dans les pays à tremblement de terre, ces matériaux ne donnent pas, aux diverses parties de la construction, une liaison assez solide pour résister aux oscillations du sol.

Pour tous ces motifs, on doit les rejeter.

En beaucoup de pays de la zone tropicale, c'est le bois qui est surtout en usage.

La modicité du prix de revient, la simplicité et la rapidité de construction en sont les principaux avantages. Les maisons en bois résistent bien aux tremblements de terre, grâce au jeu qui existe dans les montants et la charpente.

Mais ces avantages qui ne visent que des accidents fortuits ont beaucoup de peine à compenser les inconvénients qui s'attachent à ce genre de construction.

Le bois s'altère rapidement sous les alternatives de chaleur et d'humidité extrêmes; des oxydations s'opèrent dans sa substance; les principes azotés fermentent et décomposent; la cellulose subit des métamorphoses chimiques, et les parasites qui en sont peut-être les agents, ne tardent pas à lui enlever toute résistance.

Il oblige à des réparations fréquentes toujours onéreuses, et, si on n'a la prévoyance de les faire, il expose à des accidents sérieux.

Il ne faut pas oublier que certains parasites, comme les termites par exemple, ont une telle activité de destruction, que, dans les pays où ils existent, on voit des maisons s'effondrer subitement, qui paraissaient intactes à l'extérieur, et capables de durer encore des années.

Cependant, certains bois sont d'assez bonne conservation pour être utilisés dans les constructions ; le pin, le sapin, le pitch-pine donnent de bons matériaux. Moins hygroscopiques que les autres bois et imprégnés de résine, ils sont moins vite envahis par les insectes.

Les bois injectés de substances préservatrices conviennent également, mais il est difficile de les faire entrer dans la consommation. De plus, ils offrent le danger de répandre dans l'atmosphère des poussières chargées de principes toujours provenant du liquide injecté.

En réalité, le bois n'a pour lui que sa facilité de main-d'œuvre, son prix relativement bas et son abondance sur les marchés commerciaux.

L'emploi du fer dans la zone intertropicale est, il est à peine besoin de le dire, tout à fait limité. Malgré toutes les tentatives industrielles, on sera toujours arrêté par les inconvénients de l'oxydation, très puissante dans ces climats. Les peintures protectrices ne suffisent pas pour défendre le fer contre cette oxydation ; la chaleur aidant, l'enduit se fendille et s'exfolie.

De plus, bon conducteur de la chaleur et de l'électricité, on ne peut songer à en faire entrer des proportions considérables dans les constructions. Mais il peut être utilisé avec beaucoup d'avantages dans les fermes et assemblages, et aussi comme soutien des toitures et des vérandas. Réduit à ce rôle, le fer rendra des services recommandables.

En thèse générale, les maisons doivent donc être, autant que possible, construites en pierre, comme en Europe. De préférence, on recourra au granit, au grès dur, au marbre ; moins la pierre sera poreuse, meilleure elle sera ; s'il n'existait pas de roches de cette nature, et qu'on n'eût que des pierres absorbant l'humidité, il faudrait corriger ce défaut en construisant les parois, où il serait nécessaire d'établir une bonne ventilation.

Toutefois, dans les pays exposés aux tremblements de terre, la brique devra être utilisée, unie au fer comme soutien. Ce dernier constituerait la matière des fermes ou des divisions des parois ; il supporterait la charpente.

Parmi les différentes espèces de briques, celles qui sont tubulaires et vitrifiées sont incontestablement les meilleures. Elles permettent la circulation de l'air, et aux pays chauds, cette circulation a pour avantage principal d'amener son refroidissement. De plus, étant imperméabilisées, elles s'opposent à l'absorption de la vapeur d'eau qui provient de la condensation. Celle-ci s'écoule alors sur les parois et ne pénètre pas dans l'épaisseur des matériaux. Cet avantage, que présentent les briques vitrifiées, est commun au marbre ou aux enduits silicatés.

Construite dans ces conditions, une maison en briques unirait la solidité à la salubrité.

§ 2. Mode de construction. Dispositif général.

Aucune maison, dans la zone chaude, ne doit être exposée aux exhalaisons de son sous-sol ; elle doit être également à l'abri de l'humidité qui y réside. Là, plus qu'ailleurs peut-être, le sol sur lequel elle va être élevée doit être avec soin drainé, asséché, isolé de la profondeur.

Le terrain choisi comme emplacement doit être déblayé sur toute son étendue, jusqu'à une profondeur de $0^{m},50$.

Tout le cube extrait sera comblé avec un aggloméré de sable et de ciment. Cette assise sera encadrée dans les fondations, lesquelles devront être également faites en matériaux réfractaires à l'humidité.

Les fondations seront légères, peu profondes, séparées de la nappe souterraine par un lit de béton imperméable. Il est difficile de dire à quelle distance de la plus grande hauteur de cette nappe il convient de les commencer. Aux pays chauds, en effet, elle est soumise à des variations énormes. Après la chute de certaines pluies de l'hivernage, elle affleure le sol en de nombreux points. Les villes des Antilles qui sont sur le littoral ont les fondations de la plupart des maisons de leurs bas quartiers dans l'eau. Il en est de même à la côte ferme de l'Amérique, au voisinage des larges estuaires du Mississipi et de l'Amazone, et de même aussi aux Indes orientales et dans les îles de l'Océanie.

Aussi ces villes sont-elles dans de détestables conditions d'hygiène. Leurs rez-de-chaussée sont humides, imprégnés au moment où la baisse de la nappe commence, au début de la saison sèche, de miasmes fébrigènes. Et ces conditions sont encore rendues plus mauvaises par suite de la richesse organique du sol, que pénètrent par dilution et imbibition progressives les débris d'une végétation herbacée ou arborescente sans cesse renouvelée.

Sous ce rapport, on peut dire que les centres d'habitation de la plus grande partie des pays intertropicaux riverains de la mer sont à réédifier. Tout au moins doivent-ils être l'objet d'un drainage municipal bien conçu, qui permette la décharge à la mer des crues de la nappe souterraine et l'assèchement du sol des rues, et, par suite, de celui sur lequel reposent les maisons.

Mais que ce drainage existe ou non, il sera toujours plus prudent d'asseoir les fondations, ainsi que je viens de le dire, dans un béton isolant. Elles seront légères, car une maison doit avoir peu d'habitants et ne comporter qu'un étage.

Cet étage doit être élevé sur petit rez-de-chaussée servant de cave ou de réserve, surélevé au-dessus de l'assise bétonnée d'une hauteur de $1^m,80$; avec un grenier bien ventilé au-dessus de cet étage, le défendant contre l'échauffement solaire direct, on aurait ainsi une maison conçue dans des conditions de parfaite hygiène.

§ 3. Détails de la construction.

Murs. — Ils doivent être à la fois légers et suffisamment épais pour défendre contre la chaleur de l'atmosphère l'air des chambres.

Pour réaliser ce double objectif, en apparence contradictoire, ils doivent être à parois doubles, séparées par un intervalle vide régnant sur toute la hauteur.

De distance en distance, les parois seront reliées soit par des liens en fer, soit, ce qui vaudrait mieux, par des briques creuses unissantes, du système Jennings.

Grâce à ces briques, l'air compris entre les deux parois se renouvellerait incessamment, s'y rafraîchirait et empêcherait l'échauffement de la paroi intérieure.

Cloisons intérieures. — Elles doivent être en briques recouvertes de plâtre stuqué. Celles qui sépareront les chambres devront être pleines jusqu'au plafond; celles qui sépareront du vestibule ou du couloir devront être interrompues à $0^{m},50$ du plafond, et l'intervalle laissé libre sera occupé par un panneau en bois à claire-voie, permettant la ventilation.

Planchers et plafonds. — Le meilleur système de plancher, aux pays chauds, est le carrelage vernissé. Les carreaux seront unis par du ciment, de manière à permettre le lavage.

Les planchers de bois sont accessibles aux vers, aux termites, aux insectes nuisibles à l'homme, qui se glissent dans les interstices et jusque dans le cœur du bois.

D'ailleurs, au point de vue du développement des maladies infectieuses, les planchers de bois offrent de sérieux inconvénients. L'humidité agissant sur les poussières ou sur les débris organiques susceptibles de s'attacher au bois et de le pénétrer, détermine des fermentations pouvant devenir dangereuses.

Les travaux d'Emmerich, de Léon-Colin, de Michaelis, montrent bien quel rôle peuvent jouer les planchers dans la propagation de certaines maladies contagieuses et infectieuses. Le lavage et le grattage ne suffisent pas toujours pour débarrasser les planchers de leurs souillures.

Dans les pays à fièvre jaune et à choléra, les planchers en bois pouvant recueillir et garder des traces de matières rejetées par des malades, doivent être considérés, par cela même, comme antihygiéniques.

Je crois même que dans les pays intertropicaux où règne en maître l'impaludisme, comme les plaines basses des Guyanes, de l'Amazone, de l'Orénoque, du Sénégal et de toutes autres contrées semblables, les planchers des rez-de-chaussée peuvent recevoir des imprégnations directes apportées par l'humidité sous-jacente, ou par les dépôts terreux laissés par les empreintes répétées des pas sur le bois, ou enfin par les lavages exécutés avec des eaux chargées de matériaux fébrigènes.

Il faut donc condamner absolument le bois pour la construction des planchers, et recourir au carrelage.

Un plancher de carreaux vernis et coulés dans le ciment sur un hourdis en briques, assurera une étanchéité parfaite et donnera la faculté de multiplier les lavages. La fraîcheur de son contact ajoutera au comfort de l'habitation.

Plafonds. — Dans la généralité des demeures des Européens aux pays chauds, ils sont en planches clouées sur des poutrelles en bois. Cette construction donne asile aux blattes, aux araignées, à toutes sortes d'insectes nuisibles.

Ces dangers seront écartés par l'adoption, aux pays chauds, des plafonds en plâtre.

TOITURES. — Très inclinées pour permettre l'écoulement des plus fortes averses, l'usage, en beaucoup de pays chauds, est qu'elles soient construites en petites planches de bois imbriquées les unes sur les autres. Le bois offre ici l'avantage d'être moins bon conducteur du calorique que les tuiles plates ou courbes; mais il protège moins contre la pénétration de l'eau, par suite de l'action de la chaleur solaire qui le fait souvent éclater dans le sens de ses fibres et détermine des fissures.

Un bon système de couverture consisterait en briques plates solidement fixées sur un plancher ayant l'inclinaison nécessaire et cloué sur la charpente.

Quant à une toiture métallique, en zinc par exemple, rien ne serait moins hygiénique. Elle communiquerait à l'étage sous-jacent une chaleur intolérable et nuisible aux qualités de l'air respirable.

§ 4. Aménagement.

Une règle générale, c'est qu'il faut, autant que possible, séparer l'habitation proprement dite des servitudes.

La maison, si elle est dans une ville, bordera la rue, ou en sera séparée, ce qui vaut mieux, par un parterre ou un espace gazonné. Sur la face opposée à la rue, elle aura une cour dallée ou bétonnée, à sol légèrement incliné vers une area. Après la cour, s'il existe du terrain, s'étendra le jardin. C'est dans ce dernier que seront placés les lieux d'aisances, le plus loin qu'on le pourra des logements habités. Dans la cour, seront la cuisine, la buanderie, la salle de bains. Toutes ces servitudes pourront être construites en hangars légers et largement ouverts.

Il est inutile d'insister sur le dispositif particulier de chacune de ces servitudes. Il variera suivant l'importance de l'habitation et la fortune des habitants

Le point capital, l'intérêt unique de l'aménagement d'une habitation aux pays chauds, c'est :

a) De donner à l'habitant le plus grand cube d'air possible ;

b) D'en assurer le renouvellement ;

c) De lui communiquer de la fraîcheur ;

d) D'abaisser, par suite, la tension de sa vapeur d'eau.

L'objectif constant que doit poursuivre l'Européen est en effet celui-ci : favoriser l'hématose pulmonaire, d'une part ; et, d'autre part, amener le plus qu'il le peut, la tension aqueuse de l'air ambiant au-dessous de celle de la vapeur d'eau intrapulmonaire.

En réalisant ces avantages physiques, l'Européen fixera plus d'oxygène et évaporera plus facilement son eau pulmonaire. Il tendra donc à maintenir sa température au taux normal.

Or, il est obligé de passer une partie de l'après-midi dans sa maison, sous peine, s'il va au soleil, de s'exposer à des accidents graves d'échauffement.

C'est une pratique générale de ne pas sortir entre midi et trois heures dans les pays chauds. Par conséquent, le colon doit tout disposer chez lui en vue de mettre à profit physiologique cette obligation imposée par la nature du climat.

La température de l'intérieur de la maison, si elle est plus basse que celle de l'air au soleil ou même à l'ombre, apportera au colon un bien-être considérable.

Livré au repos dans l'ombre et la fraîcheur relatives de l'appartement, le colon ne produira pas de calorique en excès, par suite de la cessation de tout effort musculaire ; de plus, il rayonnera sa chaleur normale dans l'air ambiant.

Il faut donc nécessairement, outre le choix des matériaux que j'ai déjà indiqué, arrêter un aménagement des pièces d'habitation qui permette d'atteindre ce résultat.

a) Chaque chambre à coucher devra cuber 100 mètres.

b) Une porte-fenêtre ayant la hauteur de l'étage (4 mètres) et large de 1^{m}, 80 s'ouvrira de plain-pied sur la véranda.

c) Cette porte-fenêtre sera à claire-voie de manière à permettre le libre accès de l'air quand elle est fermée. Les lames de bois de la claire-voie seront mobiles, de telle sorte que lorsque le soleil donnera sur la fenêtre, il sera possible, en les inclinant les unes sur les autres, d'intercepter le passage de ses rayons.

d) La porte d'entrée de la chambre, située en face de la fenêtre, et donnant sur le vestibule, pourra être pleine, afin de mieux isoler des autres pièces de l'habitation. Dans beaucoup de maisons privées des pays chauds, ces portes sont à claire-voie, de manière à permettre la circulation de l'air de la pièce dans le vestibule. Mais si, comme je l'ai indiqué dans le dispositif général, on a soin de garder, entre le plafond et la cloison séparant du vestibule, une galerie à claire-voie favorisant, sur toute la longueur du refend, la ventilation de la pièce, on pourra avoir une porte d'entrée à panneaux pleins.

e) La chambre à coucher ne devra avoir aucune tenture. Point de rideaux aux fenêtres, à moins qu'il n'existe une saison de fraîcheurs un peu vives et qu'il n'y ait nécessité, pendant la nuit, de se défendre contre elles. Mais dans les pays de la zone torride, entre les 15° nord et sud de l'équateur, on peut dire que toute tenture doit être interdite comme étant un obstacle au renouvellement de l'air et aussi comme étant susceptible de servir de retraite aux moustiques, aux araignées et aux myriapodes.

f) Le mobilier sera des plus simples : une ou deux tables ; une armoire à effets d'habillement et à linge ; un nombre strictement suffisant de sièges en rotin ou bois courbé; le lit avec sa moustiquaire ; c'est là tout ce qui doit le composer.

g) Le lit doit être des plus simples. Il doit être en fer; un sommier et un ou deux matelas sont suffisants. Point de couette. Les matelas eux-mêmes devront être plutôt durs que mous, et être faits soit en paille de maïs, soit en herbes marines desséchées, soit en crin végétal; l'enveloppe du matelas devra être, autant que possible, peu perméable. Les draps en coton valent mieux que les draps en toile, en raison de leur aptitude plus grande à permettre l'évaporation de la sueur.

Il sera indispensable, pour défendre l'accès du lit aux insectes nuisibles (fourmis, myriapodes, etc.), de mettre les pieds du lit dans des godets remplis d'eau et entretenus avec soin.

Salon. — En raison de l'usage restreint de cette pièce, l'hygiène n'a aucune prescription spéciale pour les pays chauds.

Salle a manger. — Large, aérée, bien éclairée, cubant au moins 100 mètres, elle devra donner sur la cour et avoir un accès facile vers la cuisine.

Il convient d'ailleurs qu'elle en soit séparée par un espace assez étendu pour en éviter les odeurs et la chaleur. Cet espace pourra être occupé par l'office.

Deux portes-fenêtres, ayant chacune $1^{m},50$, s'ouvriront sur la véranda du jardin. Pour que ces ouvertures puissent être réellement profitables, il faudra que la salle à manger regarde vers l'ouest. De cette manière, le principal repas du matin ayant lieu lorsque le soleil est encore à l'est de la maison, les portes-fenêtres pourront être ouvertes toutes grandes sur la véranda pendant toute la durée du repas.

Le soir, au dîner, le soleil est déjà sur l'horizon et prêt de disparaître. En somme, avec cette orientation, il y aura toujours possibilité de prendre les repas au milieu d'une atmosphère pure, largement renouvelée par les fenêtres, d'ailleurs défendues contre les pluies par la véranda.

Enfin, il sera utile de disposer, au-dessus de la table, un de ces longs battants de bois ou de jonc natté revêtus d'une étoffe à franges, qu'on nomme aux Indes *pankahs*. L'oscillation de cet appareil, provoquée par l'action manuelle d'un serviteur indigène ou même par un système mécanique qu'il serait facile d'instituer, est d'un grand secours pour activer la ventilation et, par

par suite, la vaporisation. Son usage pourrait s'étendre à d'autres pièces de la maison.

Servitudes. — J'ai dit que les servitudes devaient être reléguées dans la cour et le jardin. Cette règle ne doit pas souffrir d'exception.

Cuisines. — En beaucoup de maisons, la cuisine est sous un hangar ouvert de tous côtés, situé dans la cour ou le jardin, à proximité de la maison. C'est une disposition à conserver, sauf à établir une communication couverte entre la cuisine et la salle à manger, lorsqu'une pièce ayant cette destination a été réservée dans la construction.

Buanderie. — La buanderie sera également sous un hangar, soit isolée dans le jardin ou la cour si elle est assez vaste, soit en appentis le long du mur de clôture. Il est nécessaire de prévoir un drain, dallé et à air libre, pouvant être soigneusement balayé, lavé et désinfecté, qui emportera soit vers l'égout, soit vers un champ d'épandage les eaux sales provenant du lavage du linge.

Dans des contrées où le contage humain doit

être soigneusement prévenu, cette précaution est absolument indispensable.

Les eaux souillées par les imprégnations organiques, surtout celles d'origine animale, fermentent avec une surprenante rapidité dans le milieu humide et chaud des climats de la zone subtropicale. Il faut éviter leur stagnation en masse aux abords immédiats des maisons. Au contraire, si elles sont répandues en manière d'irrigation sur une surface végétante, alors elles seront vite filtrées, oxydées et absorbées par la végétation.

Lieux d'aisance. — Les fosses fixes doivent être absolument interdites. L'envoi à l'égout ne sera pas toujours facile, par suite de manque de chasse d'eau et de pente. Il n'est d'ailleurs pas désirable en des contrées où l'échauffement de l'air favorise au plus haut point les putréfactions, d'avoir une source de pollution de l'air atmosphérique par l'appel des gaz échauffés de l'égout vers la rue ou les maisons.

Le meilleur, l'unique système à conseiller, c'est le hangar clos, susceptible cependant d'être largement ventilé par des ouvertures qu'on aura conservées sur les cloisons.

Dans cette pièce, autant que possible située dans le jardin ou au fond de la cour, dans tous les cas sous le vent des logements, on disposera des vases mobiles, en nombre proportionné aux habitants de la maison. Ces vases, susceptibles d'être désinfectés avec une solution de sulfate de cuivre ou de chlorure de zinc, seront, tous les matins, vidés de leur contenu.

Le jet des matières à la mer pour les localités riveraines ou le dépôt dans quelque pièce de terre en jachère, à l'air libre, pour les localités de l'intérieur, me paraît offrir, aux pays chauds, le gage d'une parfaite salubrité.

L'ardeur du soleil agit avec une telle rapidité, l'humidité et la végétation sont si intenses, que les matières ainsi répandues sont vite détruites et utilisées par le sol.

Bien entendu, il ne s'agit ici que de celles provenant du service des maisons privées. Il ne saurait être question du service de la vidange d'une agglomération urbaine, totalisée en une seule entreprise.

La réunion d'une masse un peu considérable de matières sur un point circonscrit, tel que cela se pratique en Europe dans la banlieue des villes et petits bourgs, offrirait de réels dangers aux pays chauds. La fermentation s'établissant dans le dépôt des matières, et celles-ci ne pouvant être utilisées par la végétation d'alentour, il s'ensuivrait une corruption de l'air qui engendrerait des courants de méphitisme transportant les gaz nuisibles et les microbes jusque sur les centres voisins d'habitations.

Déjà, pour cette même cause, les cimetières des pays chauds demandent une grande superficie. Il faut à chaque corps qui retourne à la terre une zone considérable d'absorption et d'utilisation de ses restes.

Si on rapproche les corps, comme en de trop nombreuses villes de la vieille Europe, et comme cela a malheureusement lieu aussi en de trop nombreuses localités coloniales, alors le sol se sature complètement, et les gaz s'échappent en abondance vers l'atmosphère qu'ils imprègnent souvent d'une manière sensible pour l'odorat.

Aux Antilles, certaines villes ont vu leurs cimetières accusés de répandre la fièvre jaune dans leur voisinage. Cette accusation paraît fondée.

Or, ce qui est vrai pour les cimetières, s'appliquerait avec la plus rigoureuse vérité aux dépotoirs publics. Un rassemblement de matières fécales mélangé de germes indifférents et de germes pathogènes, surtout en temps d'épidémie, doit être tenu pour très dangereux dans les villes ou bourgades des pays chauds, en raison de l'active fermentation qui y règne dans les matières organiques.

Il faut donc condamner le système de la voirie collective, publique, et n'avoir recours qu'aux mesures isolées et privées d'enlèvement des vidanges.

Dans les villes des régions chaudes, où déjà l'agglomération urbaine est assez grande pour empêcher que chacun ait un jardin de suffisante étendue attenant à sa maison, ce mode de procéder offrira peut-être des difficultés.

Cependant, à l'exemple de ce qui se passe aux Antilles françaises, à la Martinique ou à la Guadeloupe, il n'est pas impossible d'installer un service de porteurs venant régulièrement prendre chaque matin les récipients privés, pour en aller vider au loin le contenu, les laver et les rapporter aux propriétaires.

SERVICE D'EAU. — Ce service est très important aux pays chauds, plus encore que dans nos climats. J'ai dit, en parlant du choix du lieu, quelles conditions doit remplir, en ces pays, l'eau potable, et quels sont ses risques d'altération.

Actuellement, il ne s'agit que de l'approvisionnement.

a) Il ne faut faire usage que d'eau de source ou de rivière, captée au plus haut point possible de son cours.

b) Pour la ville, un service municipal assure l'approvisionnement et la distribution jusque dans chaque maison.

c) Il est obligatoire d'avoir, dans la buanderie ou dans une salle spéciale, une baignoire en pierre ou en métal, pour l'usage journalier. Un appareil de douches, si l'on dispose d'une certaine pression, serait d'une très grande utilité.

d) En aucun cas, dans les pays marécageux et dans les terrains d'alluvions riches en matières organiques, il ne faut avoir recours à l'eau des puits pour l'usage alimentaire si l'on n'a la précaution de la faire préalablement bouillir. On peut ensuite l'aérer artificiellement par le battage ou par le chargement à l'aide d'une pompe à air.

Cette exclusion ne vise pas seulement l'alimentation : elle concerne aussi les usages externes. Ces eaux sont tout à fait suspectes :

chargées de substances organiques, végétales et animales, provenant des débris de végétaux et d'insectes souterrains, elles ne peuvent servir aux lavages des planchers sans y abandonner des germes animés, lesquels, une fois l'eau évaporée, se mélangent à l'atmosphère et peuvent y devenir le point de départ d'influences morbides.

Les eaux des puits des régions marécageuses sont capables de donner la fièvre intermittente et la dysenterie par ingestion. Les exemples en abondent. Il n'est pas nettement établi que le fait de s'y baigner ou d'en subir les émanations parfois nettement odorantes n'exposent pas au même résultat; mais il n'est pas prudent de s'y fier.

e) Par contre, on pourra toujours utiliser, à défaut d'eau de source émergeant à la surface du sol, celle provenant de puits forés en terrain de sable ou de grès. Les eaux y sont limpides et fraîches. Si elles ne sont pas suffisamment aérées, on peut y remédier facilement. Enfin, elles ne contiennent que peu de substances organiques, ce qui est, aux pays chauds, comme ailleurs, un point d'un très grand intérêt.

Dans ces conditions d'approvisionnement et d'utilisation, il n'est pas nécessaire d'introduire l'eau dans la maison proprement dite.

Le service sera limité à la cuisine et à la buanderie, et à la salle de bains, s'il en existe une spécialement réservée à cet usage.

CHAPITRE V

§ 1er. Choix de l'alimentation.

Savoir se tracer un régime qui réponde aux nécessités de l'acclimatation tropicale, et l'observer rigoureusement, c'est, on peut le dire, une condition *sine qua non* de succès pour l'émigrant. Mais je ne crois pas qu'il soit possible ni même utile de déterminer en quelque sorte la ration de l'Européen dans les pays chauds.

Dans la période d'acclimatation, les fonctions principales de l'organisme sont perturbées. Ainsi que je l'ai dit, la digestion est alanguie, souvent même pervertie. Tel aliment qui était parfaitement supporté dans la mère patrie devient un objet de répugnance. La viande de boucherie, par exemple, n'est plus recherchée avec le même plaisir ; les graisses sont évitées ; au contraire, les légumes sont d'autant plus désirés qu'ils sont généralement rares.

C'est qu'en réalité les goûts nouveaux qui se

manifestent et contre lesquels certains hygiénistes voudraient à tort qu'on réagît, traduisent fidèlement les besoins de l'économie.

Il n'est guère nécessaire de faire remarquer que l'Européen, fixant moins d'oxygène, ayant à produire moins de chaleur, et ne parvenant qu'avec peine à équilibrer sa température qui tend à s'élever au-dessus de la normale, n'a pas besoin d'ingérer des aliments calorigènes, comme dans son pays d'origine.

Tous les peuples indigènes qu'on rencontre dans les pays chauds sont végétariens. La viande entre pour peu de chose dans leur alimentation.

Les Indous ont le riz ; les Arabes ont le couscoussou de froment, d'orge ou de millet; ils y joignent la datte. Les noirs de l'Afrique ont la banane, le maïs, le millet, le sorgho, la racine de manioc et divers autres racines ou tubercules, comme l'igname et la patate douce. Les noirs de l'Océanie et les peuples de l'Amérique usent des mêmes aliments.

Rarement la viande entre dans leur régime ; elle n'en est que l'accessoire, et pour ainsi dire l'exception. Encore les volailles et les œufs sont-ils les aliments d'origine animale consommés le plus souvent et préférés à la chair des autres animaux, porcs, bœufs ou moutons. Ceux-ci ne fournissent aux repas que dans des circonstances particulières, fêtes publiques, rites religieux, réceptions de tribus, etc., etc. C'est notamment ce qu'on observe chez les peuples musulmans du Sahara et du Soudan, ainsi que dans les îles du Pacifique.

Somme toute, dans toute la zone intertropicale, les peuples indigènes tirent principalement leurs aliments du règne végétal.

Je ne veux pas prétendre que l'Européen, arrivant dans ces pays, doive conformer son régime alimentaire strictement aux usages indigènes. Mais je ne crains pas de dire qu'il doit s'en rapprocher.

Non seulement il a besoin de faire moins de chaleur, mais il ne faut pas perdre de vue que sa puissance de digestion est, en réalité, atteinte après quelque temps de séjour. Le suc gastrique, ai-je dit, est altéré dans sa composition. Il est moins riche d'acide normal ; son pouvoir peptonisant est diminué. Il est fréquent d'observer chez des émigrants ou même chez des voyageurs qui ne font que passer des perversions de la digestion stomacale, caractérisées par des renvois nidoreux après les repas. Les albuminoïdes ne sont pas traités convenablement dans l'estomac ; ils y restent trop longtemps et s'y décomposent. Sans doute bien des Européens échappent à cette torpeur et à cette perversion de la digestion ; mais le nombre de ceux qui en sont atteints est encore considérable.

Il faut donc tenir un compte légitime de cette double exigence physiologique, à laquelle doit satisfaire le régime alimentaire :

a) Fournir moins de chaleur.

b) Nécessiter un moindre travail digestif.

Quant à traduire les besoins de l'hygiène alimentaire en un chiffre de ration nécessaire pour l'entretien ou le travail, c'est entreprendre une tâche non seulement difficile, mais encore vaine et sans profit.

Rattray a bien pu, à la suite d'autres hygiénistes, et avec l'autorité que lui donnent ses recherches patientes et son zèle scientifique, formuler la ration nécessaire aux marins ou soldats sous les tropiques. Encore cette ration est-elle arbitraire et ne fait-elle qu'établir une transaction entre les nécessités du service de la marine et les besoins des matelots appropriés autant que possible aux nouvelles conditions du climat.

Mais pour l'émigrant libre, pour l'Européen qui vient tenter son acclimatation en vue d'un établissement à demeure, il n'y a pas de poids absolu d'azote ou de carbone à lui assigner comme ration.

La chose importante est de le mettre en garde contre l'esprit de système, soit qu'il considère qu'il doive ne rien changer à ses anciennes habitudes, soit qu'au contraire il veuille délibérément rompre avec elles et adopter rigoureusement les usages indigènes.

Je pense que le régime alimentaire rationnel de l'Européen, d'après les bases ci-dessus établies, doit être le suivant :

a) Viande de boucherie (mouton, bœuf, porc), trois fois par semaine.

b) Œufs ou volailles, quatre fois par semaine.

c) Poissons, crustacés, coquillages, quatre fois par semaine, associés aux précédents ou alternant avec eux.

d) Légumes verts, riz, légumes secs, fécules indigènes, associés aux deux séries précédentes ou alternant avec elles.

Les viandes devront être prises en quantités très modérées. Pas trop cuites, surtout celles de boucherie, elles donnent à l'économie les principes directement assimilables et réparateurs dont celle-ci n'a pas appris à se passer. Il convient même d'observer que, dans la crise physiologique du début de l'acclimatement, ils sont des auxiliaires indispensables. Mais il faut n'en prendre que ce que l'on peut utilement digérer, et, à cet égard, les sensations subjectives de l'émigrant lui en apprendront plus que toutes les fixations les plus savantes d'érudits de laboratoire.

Par contre, ce qu'on peut lui conseiller comme une notion sûre, c'est de donner aux aliments légers une prépondérance absolue : volailles tendres et peu grasses, œufs ou poissons, riz bouilli, ou mieux encore cuit à l'étuvée, tels sont ceux auxquels il doit donner la préférence. Les légumes verts cuits à l'eau, incorporés aux soupes ou mélangés aux viandes suivant l'usage portugais, sont également à recommander.

Ce régime, fondé sur la nécessité de donner à l'estomac des substances de digestion facile et capables en même temps de maintenir une nutrition intégrale, est le seul rationnel aux pays chauds.

Les adjuvants de ce régime sont les fruits gras, sucrés, acides, ou simplement aqueux, si abondants et si variés sous les tropiques. La banane entre tous, par la quantité de fécule qu'elle contient, offre des ressources alimentaires qui la placent au-dessus du rang des compléments du régime. Il est incontestable que dans certains cas elle peut suffire à l'alimentation, particulièrement quand il existe une dyspepsie passagère portant sur la digestion des albuminoïdes d'origine animale. Après ce fruit, je ne vois que des fruits à dessert proprement dit, soit qu'il s'agisse de fruits riches en graisse comme l'avocat, l'arachide, ou de fruits sucrés, acides et aromatiques, tels que la sapotille, la mangue, le tamarin, l'ananas, l'orange et le citron.

Il ne serait pas prudent, c'est un fait d'expérience séculaire, de manger abondamment de ces fruits, et de les faire entrer en quantité prépondérante dans le régime. Pris de la sorte, ils provoquent des irritations gastro-intestinales, purgent et peuvent déterminer des accidents diarrhéiques ou dysentériformes.

Au contraire, à petites doses, et mêlés aux aliments vrais, ils excitent la sécrétion du suc gastrique, facilitent le jeu intestinal, et donnent aux garde-robes la consistance molle que la perte d'eau sudorale a trop de tendance à leur enlever.

Je dois enfin dire un mot des condiments. Sans contestation possible de la part de ceux qui ont exercé dans les pays chauds, je crois qu'il faut radicalement condamner l'usage des achards ou mixed pickles à base de vinaigre, ou, ce qui est pis, d'acide acétique simplement dilué, comme cela se pratique trop souvent dans l'industrie des conserves. Dans des contrées où la dyspesie gastrique est la règle, après un certain temps de séjour, où l'acidité du suc gastrique est anormale et nuit à la peptonisation des viandes, et, d'une manière générale, est contraire à toute élaboration normale des aliments, il est absolument illogique de tolérer la consommation de substances végétales ainsi conservées dans le vinaigre.

Que de dyspepsies chroniques et parfois incurables reconnaissent pour cause l'abus, aux pays chauds, d'achards ou de condiments acides de toutes marques !

Une apparente stimulation de la digestion suit l'ingestion de ces substances ; mais elle n'est pas de longue durée. La plupart des consommateurs ne tardent pas à accuser un pyrosis, parfois atroce, toujours tenace, qu'accompagne une sensation caractéristique de ballonnement gastrique.

A côté des condiments acides se placent les épices. Quelques-unes sont bien supportées, mais il est utile de ne les employer qu'à petites doses. La moutarde, et mieux encore le piment et le gingembre, stimulent les contractions intestinales et font affluer le suc gastrique sans le dénaturer ni pousser à l'acescence les liquides alcooliques absorbés.

Cela m'amène à dire mon opinion sur la valeur de ces liquides dans le régime alimentaire de l'Européen aux pays chauds :

Je crois qu'il faut en user avec la plus grande modération et seulement à l'occasion du repas. Le vin et les bières fortes doivent être pris coupés d'eau et ramenés à 3, 4 ou 5° au plus. A cette condition seule, on évitera l'acidité anormale du suc gastrique, et encore n'est-il ici question que des Européens en santé.

Quant aux liqueurs fortes titrant 30°, 40° et au-dessus, le mieux, c'est de n'en jamais prendre, du moins dans le régime journalier. En résumé, il y aurait avantage à les en bannir absolument. Les boissons aromatiques, le thé et le café sont au contraire à recommander.

§ 2. Habillement.

Je ne connais pas d'autre règle, pour les pays chauds, qui doive guider soit dans le choix des étoffes, soit dans la forme générale du vêtement que celle qui découle des indications fournies par l'action climatérique.

a) L'Européen doit se protéger contre l'ardeur solaire.

b) Il doit, par tous les moyens en son pouvoir, favoriser la vaporisation de la sueur, et, par suite, la déperdition calorique.

Sous ce rapport, les indigènes ne peuvent fournir des exemples à imiter. Les noirs rayonnent davantage. La contexture de leur peau est en harmonie avec leurs besoins physiologiques ; ils n'ont pas à subir de crise d'acclimatation, en ce qui concerne les pertes cutanées. Pour mieux dire, ils sont adaptés, même en changeant de longitude, à tous les accidents météorologiques des zones chaudes.

S'il est possible de copier certaines de leurs habitudes alimentaires, sauf à les modifier en ce qui concerne la préparation des mets, il n'en est plus de même quand il s'agit de fixer les conditions de l'habillement. L'Européen qui s'aviserait de ne se vêtir que d'un pagne et d'aller au soleil le buste et les membres nus, serait promptement frappé à mort par le soleil tropical.

Même à l'ombre, je ne crois pas que la simplicité de ce costume fût pour lui une occasion de bien-être durable. En effet, dans le milieu à tension élevée de vapeur d'eau où il se trouve, l'objectif fondamental à poursuivre est bien de favoriser une évaporation permanente de l'eau qui perle en gouttelettes innombrables à l'orifice des glandes sudoripares. Mais cette évaporation ne doit pas se faire trop rapidement. Il en résulterait pour l'Européen une source de refroidissement brusque, suivi bientôt de répercussion dangereuse vers les organes internes, s'il n'était pas protégé par le vêtement. Or, je crois que le moyen le plus efficace est la juxtaposition sur la peau d'une étoffe absorbante. Le flottement de cette étoffe, en déterminant une ventilation incessante du tégument externe, réalise l'évaporation nécessaire tout en la maintenant dans des conditions de permanence régulière et modérée, les seules qui soient physiologiquement profitables.

Toutefois il faut, pour cela, une étoffe qui n'irrite pas la peau par la nature de son tissu : il faut qu'elle soit légère, et apte en même temps à éliminer dans l'atmosphère son eau d'absorption.

Une autre considération s'impose. Le vêtement doit, autant que possible, absorber peu de chaleur ambiante, et par conséquent être mauvais conducteur de la chaleur solaire, directe ou réfléchie.

En réunissant donc ces deux conditions, on voit que l'étoffe à conseiller pour le vêtement de l'Européen aux pays chauds devrait être :

a) De tissu uni et léger,

b) De couleur blanche,

c) Hygroscopique,

d) Apte à l'évaporation.

Comme ce sont principalement les fonctions de la peau qui sont ici en jeu, et comme d'ailleurs le vêtement de l'Européen est composé de plusieurs parties, les unes superficielles, les autres sous-jacentes, il est absolument indispensable de les examiner séparément.

Vêtement superficiel. — C'est la partie du costume qui doit s'opposer à la propagation de la chaleur atmosphérique. D'une manière générale, quant à sa forme extérieure, il doit être ample et pas trop étroitement assujetti aux contours du corps. Le jeu doit en être aisé et ne se faire sentir en aucun point; l'air doit être admis à circuler librement en dessous.

Comme tissu, la laine fine ou la soie étant mauvais conducteur de la chaleur, doivent être préférées.

Comme couleur, et pour le même motif, c'est le blanc qu'il faut adopter.

Par conséquent, le type du vêtement extérieur, pour l'Européen aux pays chauds, doit consister en un pantalon et un veston soit en molleton ou flanelle blanche, soit en tissu de soie pure ou mélangée de laine blanche.

Le pantalon sera large, léger, peu serré à la taille pour ne pas entraver la libre expansion de l'abdomen. Le veston, également très ample, à col court, devra être en tissu mince et à mailles molles, pour laisser passer l'air et permettre à l'eau venant du linge de corps de s'évaporer.

Coiffure. — La coiffure doit consister en un casque léger, assez élevé de fond, large de bords. Il doit être de couleur blanche, assez épais de parois pour n'être pas trop facilement pénétré par la chaleur. Son limbe crânien doit être à galerie, permettant la libre circulation de l'air jusque dans la forme intérieure. Il doit bien défendre la vue contre les rayons du soleil et protéger efficacement la nuque. Il est utile, à ce dernier point de vue, d'y annexer un voile de cotonnade blanche, tombant en arrière jusque sur les épaules, et flottant librement.

Chaussure. — S'il était possible de ne se servir que de souliers ou demi-brodequins en sparterie, par exemple en alfa ou en fil d'aloès, ou en quelque autre textile résistant, on réaliserait l'idéal de l'hygiène intertropicale. Fraîcheur et souplesse sont les deux termes du problème à résoudre.

Vêtement de dessous. — On doit déconseiller le port du gilet. Ce justaucorps, utile dans les pays froids, devient une gêne et un inconvénient dans les pays chauds. Il s'oppose au flottement du linge de corps, gêne l'expansion du thorax et comprime le creux épigastrique. Enfin, il empêche l'eau cutanée qui imprègne la chemise de s'évaporer librement, et prohibe l'accès de l'air extérieur.

La chemise doit être en toile fine ou mieux encore, en coton. Ce dernier tissu n'irrite pas la peau comme la laine ; il est assez bon conducteur de la chaleur et, par conséquent, favorise le rayonnement cutané (perte par contact). S'il est moins hygroscopique que la laine, il l'est cependant assez pour absorber l'eau de transpiration.

Mais surtout, il a l'avantage de la légèreté, de pouvoir flotter à la surface des téguments et, par là, de favoriser le refroidissement.

Sa combinaison avec le vêtement extérieur en laine blanche qui s'oppose à la radiation solaire et ne permet pas, d'autre part, une déperdition brusque de la chaleur du corps, me paraît réaliser les conditions requises par l'hygiène des pays chauds : déperdition facilitée, permanente et modérée.

§ 3. Réglementation de la manière de vivre. Hygiène des tropiques.

Je rassemblerai ces deux titres dans une même étude ; ils me paraissent inséparables. Arranger sa vie en vue d'un établissement à demeure aux pays chauds, cela veut dire. pour le colon européen, qu'il doit prendre toutes les dispositions que lui prescrivent dans ce but les règles de l'hygiène privée. Il me reste maintenant à parler des habitudes de vie proprement dites : elles ne laissent pas d'être très importantes. C'est beaucoup, en effet, de savoir quelles conditions doivent présenter les éléments d'hygiène ci-dessus énumérés ; mais rien ne servirait d'en connaître les qualités et les modalités respectives, si l'on n'y conformait rationnellement ses habitudes et si l'on ne savait, en un mot, les utiliser.

Il est bien entendu que les observations que je présente ici s'appliquent avant tout à l'Européen adulte, émigrant aux pays chauds dans un but de colonisation.

Pour ce qui concerne les enfants, ce sont des personnes *minoris resistentiæ* pour lesquelles il faut prescrire la formule maximum des exigences hygiéniques de l'adulte. Pour eux, la vie extérieure aux pays chauds doit être réduite le plus possible.

Ils ne doivent pas être exposés au soleil, ne sortir que le matin avant 10 heures, ou le soir après 4 heures, et demeurer le reste du jour à la maison, surtout pendant l'hivernage. Leur alimentation doit être surveillée, notamment aux époques de dentition. Des bains froids quotidiens, ne consistant qu'en une ablution générale et de quelques secondes ; des vêtements légers, le jour; une protection efficace, durant la nuit, contre les refroidissements de la peau de l'abdomen; telles sont les seules règles à formuler pour l'hygiène des enfants d'Européens. J'ajouterai qu'ils ne doivent pas, jusqu'à l'adolescence, être admis à supporter des fatigues physiques en ce qui concerne les travaux de colonisation.

L'observance de ces règles ne changera pas la nature des périls que fait courir à de jeunes enfants le climat intertropical, sous le rapport des maladies endémiques et particulièrement sous celui du paludisme. Mais du moins les maladies d'origine météorique peuvent, dans une certaine mesure, leur être ainsi épargnées. J'ai toujours vu grandir sans peine et sortir sains et saufs d'un séjour de plusieurs années aux pays chauds des enfants nés dans le pays et élevés dans les familles aisées et soigneuses.

Maintenant, voici la distribution rationnelle d'une journée de vingt-quatre heures, pour l'Européen sous les tropiques. — Il doit se lever avec le jour. Aussitôt hors du lit, il se livrera à la pratique d'une ablution froide, générale et très courte. Le lavage à l'éponge convient très bien pour ce soin matinal; il débarrasse la peau des produits organiques déposés pendant la nuit par la sueur; la douche aussi est recommandable. Cette toilette faite, il faut prendre le premier repas. Il doit être très léger, consistant soit en chocolat, soit en thé ou en café au lait, avec un peu de pain. Il sera utile, pour réparer les pertes sudorales de la nuit, de prendre un verre d'eau fraîche, légèrement acidulée et aromatisée soit avec du suc d'oranger ou de citron, soit avec un amer, soit encore avec un peu de vin.

De 6 heures et demie à 10 heures et demie du matin, l'Européen dispose de quatre heures pendant lesquelles il peut vaquer à ses occupations professionnelles. S'il a des terres en culture, c'est le moment qu'il choisira pour les visiter, donner ses ordres, diriger l'exploitation, surveiller la rentrée des récoltes ou la mise en état des assolements.

A 10 heures, il quittera les travaux pour se rendre au déjeuner, qui peut être fixé à 10 heures et demie. Il est sage pour l'Européen d'user modérément de la nourriture, de boire peu d'eau et de quitter la table avec un reste d'appétit. Je viens de dire qu'il devait boire peu d'eau: j'ai ici en vue l'eau prise seule; il est préférable qu'elle soit coupée d'un peu de vin, et additionnée d'un peu de glace, ou simplement refroidie à 8 ou 10° centigrades, pour mieux étancher la soif. La bière aussi, mais une bière légère, peu alcoolique, serait hygiénique. Cependant, je crois que les infusions chaudes, celles de thé ou de café principalement, conviennent très bien pour l'alimentation. Elles ont surtout un avantage : c'est de rassasier vite, et de n'être pas recherchées au delà des besoins stricts de l'économie, à l'inverse des boissons alcooliques qui déterminent une appétence sans rapport avec les besoins réels. J'ajoute que ces infusions sont stimulantes et digestives.

Environ une demi-heure après le déjeuner, vers midi, l'Européen peut s'allonger sur une chaise longue ou un tapis, et dormir. Au moment le plus chaud du jour, à l'heure où tout effort est pénible, la sieste économise des forces, repose les muscles, accélère la sudation et facilite la décharge du système circulatoire engorgé par les liquides absorbés.

Un sommeil de trois quarts d'heure ou d'une heure est véritablement utile dans les pays chauds. Il redonne l'énergie pour la seconde moitié du jour, et il ne porte pas préjudice au sommeil nocturne que les dernières heures chaudes de l'après-midi, l'influence du repas du soir et l'exercice rendent de nouveau nécessaire.

Au réveil de la sieste, un bain froid ou une ablution générale et rapide est nécessaire ; l'hydrothérapie donne du ton aux organes et fouette la circulation périphérique; elle stimule le système nerveux.

A 3 heures ou 3 heures et demie, le colon peut de nouveau reprendre ses occupations et les mener jusqu'à 6 heures; à ce moment, le jour baisse et l'heure du repas du soir approche.

Le dîner doit être substantiel, mais sans excès. Il doit être conforme aux données prescrites pour le déjeuner ; pas trop de liquide, surtout peu d'alcool; mais plutôt une infusion de thé ou une eau légèrement coupée de vin, ou de la bière légère, voilà le breuvage qui convient.

Après dîner, la promenade, aux premières heures du soir, offre un avantage hygiénique. Elle procure l'exercice qui entretient les grandes fonctions et commande la nutrition générale. La baisse de la température, le rayonnement du sol, la fraîcheur de la brise nocturne facilitent la déperdition calorique du corps.

Le coucher peut avoir lieu vers 10 heures ou 10 heures et demie en moyenne. Il est d'usage de ne se couvrir que très légèrement, la nuit, dans les pays chauds. Cependant, attendu la puissance croissante de l'évaporation nocturne qui se développe parallèlement avec le rayonnement entre 10 heures du soir et 6 heures du matin, il est prudent de conserver un vêtement de laine sur le corps, en particulier sur l'abdomen.

En aucun cas, je ne considère comme hygiénique le sommeil sur le sol ou même sur la terrasse des maisons, quand elles en sont pourvues. L'exposition au rayonnement actif, avec la crainte d'un refroidissement subit, portant sa répercussion sur les viscères abdominaux, suffisent pour le déconseiller formellement.

Recommandations particulières. — De toutes choses, en réalité, l'Européen doit user avec la plus extrême modération sous les tropiques. Ce n'est pas assez qu'il s'épargne, dans le rude objectif de la vie économique, les fatigues épuisantes de l'effort musculaire; il faut aussi qu'il soit plein de réserve et de circonspection en ce qui touche aux fonctions de génération. Ne pas rechercher le plaisir pour lui-même doit être la règle constante de sa vie intime.

Rien n'émousse plus les fonctions organiques et leur aboutissant général, la nutrition, que la passion des sens. Il faut que l'Européen soit en garde contre l'excitation bien connue des pays chauds. De la sobriété des sens, non moins que de celle des habitudes alimentaires, dépend, en grande partie, sa sauvegarde contre l'affaiblissement organique.

§ 4. Rôle et aptitudes de l'Européen dans la colonisation des pays chauds.

D'une manière générale, de 0 mètre à 800 mètres au-dessus du niveau de la mer, et entre l'équateur et le 15e degré parallèle nord et sud, il n'est pas désirable que l'Européen tente d'exercer par lui-même la profession d'agriculteur.

Le pénible travail de la terre; le maniement de la charrue, de la herse et des autres instruments agricoles; l'exposition au soleil ou aux pluies tropicales; le développement de tout effort musculaire énergique et soutenu dans un milieu humide et à température élevée; toutes ces choses, l'Européen doit les éviter absolument; il n'est pas physiquement organisé pour les supporter. Déjà il a de la peine à équilibrer sa température qui tend à s'élever. Que sera-ce, lorsqu'il se livrera à des travaux manuels? A moins d'être dans un milieu tempéré régulièrement par l'altitude, l'Européen doit, dans les plaines basses et voisines du niveau de la mer, s'abstenir de tout effort physique. — Il doit se borner au rôle de gérant de propriétés ou d'établissements industriels.

Diriger une exploitation agricole ou une usine sans se livrer au travail des champs, qui l'expose à toute l'ardeur du climat, doit être son unique occupation.

La mise en état des terres, pour la culture des denrées riches que produit la zone intertropicale (canne à sucre, indigo, roucou, etc., etc.), ne peut être le lot de l'Européen immigré.

Pour ce travail, il faut des hommes acclimatés, des travailleurs déjà adaptés au milieu.

L'Européen ne doit fournir que le capital et en surveiller l'emploi. — Initiateur bienveillant des indigènes, pionnier de la civilisation, il ne peut être qu'un organisateur et un directeur du travail colonial.

Croire qu'avec une concession de quelques hectares de terre ou de forêt vierge et des instruments aratoires, l'Européen pourra, par ses bras, conquérir une fortune, est une erreur malheureusement commune à beaucoup de gens. Dans les pays équatoriaux, l'insuccès des entreprises de colonisation officielle est là pour témoigner contre cette chimérique illusion.

Que fut, au siècle dernier, la désastreuse tentative de colonisation du Kourou, à la Guyane, sinon la démonstration évidente que des Européens ne peuvent, à peine débarqués, se livrer impunément au travail du défrichement sous les tropiques?

C'est tolérer une chose absolument incompatible avec le maintien de sa santé que de permettre à l'Européen de cultiver directement la terre sous l'équateur, à moins cependant qu'il ne soit établi, comme les Portugais à San-Thomé, ou comme les Espagnols sur les hauts plateaux des Andes, — de 700 à 1,500 ou 2,000 mètres d'altitude.

Au contraire, l'Européen qui ne s'occupe que de commerce ou d'industrie, ou qui exploite par des colons le sol de ses propriétés, a pour lui bien des chances favorables pour réussir individuellement et socialement.

Individuellement: parce que, se dérobant aux fatigues physiques, il est mieux en état de résister aux maladies du groupe climatérique et, dans une certaine mesure, aux endémies les plus graves.

Socialement : parce que si les conditions économiques sont favorables, il a dans son intelligence et sa culture morale, dans la force du capital dont il est détenteur, dans l'appui de ses relations avec l'Europe, le gage certain d'un bon établissement pour lui et les siens.

C'est de la sorte qu'ayant réussi à faire durer une génération, il ménage le sort de celle qui la suit, et prépare à la colonie naissante une souche de citoyens mieux adaptés au climat que leur premier ascendant.

Que les Européens qui vont aux pays chauds ne séparent donc jamais l'hygiène des conditions économiques ! C'est à cette union féconde qu'ils devront le succès, quelles que puissent être, d'ailleurs, les hésitations, les lenteurs, et même les déceptions qui traversent leurs entreprises.

TABLE

EVREUX, IMPRIMERIE DE CH. HERISSEY.

ÉVREUX, IMPRIMERIE DE CHARLES HÉRISSEY

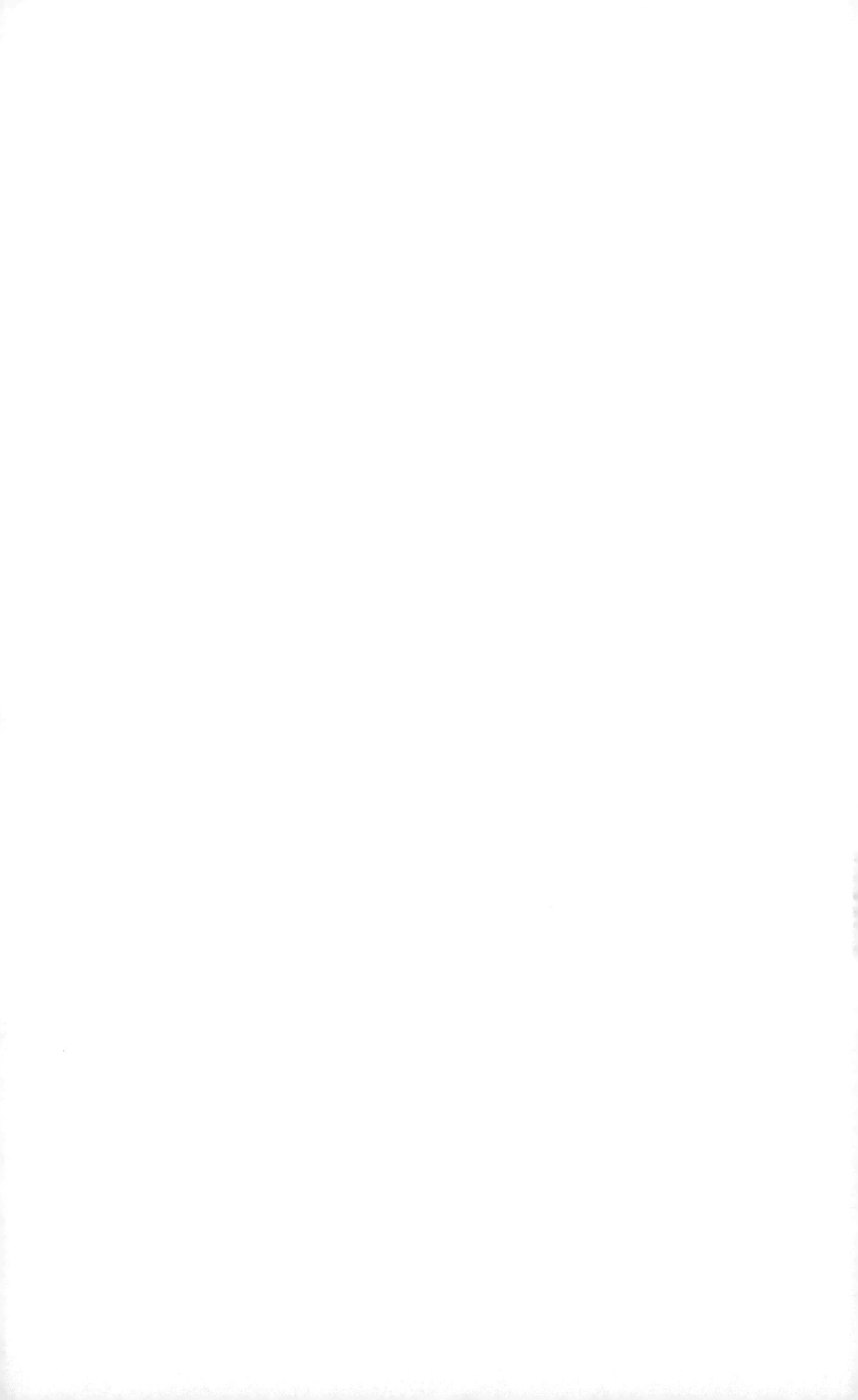

www.ingramcontent.com/pod-product-compliance
Ingram Content Group UK Ltd.
Pitfield, Milton Keynes, MK11 3LW, UK
UKHW021058200726
13857UKWH00003B/984

9 782013 060813